转移性肿瘤病例诊疗解析

"星领航"肿瘤病例演讲赛集锦

主　编　梁晓华　詹　琼
副主编　周鑫莉　葛蒙晰

U0257775

復旦大學出版社

编 委

（按姓氏拼音排序）

主编简介

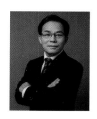

梁晓华，主任医师，复旦大学附属华山医院肿瘤科主任，中国医药教育协会肿瘤转移专委会主任委员，中国医师协会肿瘤医师分会委员，上海市医学会肿瘤内科分会副主任委员，上海市抗癌协会脑转移瘤专委会主任委员、多原发和不明原发肿瘤专委会名誉主任委员、肿瘤生物治疗专委会及疑难肿瘤专委会和肿瘤药物临床研究专委会副主任委员，中国临床肿瘤学会血管靶向治疗专家委员会和肿瘤支持与康复治疗专家委员会委员，上海市实验医学研究院分子诊断创新技术研究所副所长。擅长肺癌、胃肠肿瘤、乳腺癌的内科综合治疗，尤其是恶性肿瘤脑转移的预防和治疗。

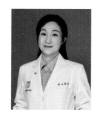

詹琼，复旦大学附属华山医院肿瘤科副主任医师，中国医药教育协会肿瘤转移专委会委员兼秘书长，上海市抗癌协会脑转移瘤专委会常委、第二届青年理事会常务理事、疑难肿瘤专委会委员、肿瘤免疫治疗专委会委员，上海女医师协会肺癌专委会委员，上海市医学会肿瘤内科专委会青年委员、分子诊断专科分会第二届委员会青年委员。擅长恶性肿瘤的诊断和综合管理，包括化疗、免疫治疗、靶向和局部治疗（微波消融、射频消融、高强度聚焦超声等），尤其擅长肺癌、皮肤肿瘤、脑肿瘤的诊断和治疗。

副主编简介

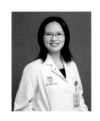

周鑫莉，医学博士，主任医师，硕士研究生导师。复旦大学附属华山医院肿瘤科副主任，上海市抗癌协会脑转移瘤专委会副主任委员、多原发和不明原发肿瘤专委会副主任委员，中国医药教育协会肿瘤转移专委会常务委员，上海市医学会肿瘤内科分会委员等。

长期从事肿瘤内科临床工作，是复旦大学附属华山医院神经肿瘤多学科治疗（MDT）重要成员。对实体瘤中枢神经系统转移如肺癌脑（膜）转移、胃肠道肿瘤脑转移及原发中枢神经系统肿瘤的内科治疗具有丰富的临床经验。主要研究方向是脑转移癌发生机制及综合诊疗。

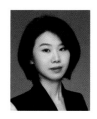

葛蒙晰，医学硕士，复旦大学附属华山医院肿瘤科主治医师，兼任中国医药教育协会肿瘤转移专委会秘书，上海市抗癌协会癌症康复与姑息治疗专委会委员等。2018—2019 年参加哈佛医学院举办的"癌症的生物学和治疗学"课程培训。从事肿瘤内科临床工作，主要专注于中枢神经系统转移瘤尤其是肺癌中枢神经系统转移的临床诊疗。

前　言

　　恶性肿瘤特别是晚期转移性肿瘤的诊断和治疗是复杂的系统性工程,我们将其统称为全程管理策略。制订和贯彻正确治疗策略的依据是循证医学的方法论,包括参考最新的高质量临床研究证据、患者及其家属的意愿、医生的专业理论知识和实践经验,三者结合才能制订出最适合某个具体患者的诊疗方案。

　　肿瘤的临床研究数据不计其数,新药层出不穷,各种新的联合治疗或者序贯治疗方法也让人眼花缭乱。如何利用正确的方法,合理准确地评价临床研究文献(包括大量的指南和专家共识),并且灵活科学地应用于临床工作,而不是机械地照搬、套用证据和指南,是每个肿瘤专科医生都需要终身学习的,特别是年轻医生在迈入肿瘤专科领域时,更需要得到规范的培训和引领。

　　中国医药教育协会肿瘤转移专委会在 2021 年和 2022 年连续成功举办了两届"星领航"肿瘤病例演讲全国大奖赛(后简称为"星领航"),旨在通过全国性肿瘤病例演讲赛,寻找肿瘤界启明星,启发、鼓励后学精进。评判优秀的标准是"依据循证医学原则,基于指南、高于指南,自选肿瘤转移病例,分析实际诊疗特点,提出自己独到见解,展示个人鲜明风采"。

"星领航"的最大特点是参赛医生自由选择病例,大赛组委会不指定瘤种和治疗方法及使用药品的范围,所有病例全部来自各参赛选手所在医院的实际诊治病例,由各位选手针对病例诊治过程中的兴趣点进行分析讨论和演讲展示。赛制实行自由报名、初赛、半决赛和决赛的赛程(具体赛程和获奖名单见本书附录1和附录2),每场比赛均进行同步线上直播,每场线上观众都达到1万人次以上。

"星领航"得到了全国肿瘤学界很多专家的热情支持和参与,许多专家积极推荐所在地区的年轻医生参赛,同时接受邀请担任比赛的评委。全国各地年轻的肿瘤专业医生也积极投入到这项赛事中,充分展示了他们的学识和才干,其中有许多非常优秀的医生。遗憾的是,少数已经晋级到半决赛甚至决赛阶段的选手,由于工作安排和其他原因而未能继续完成后续的比赛。这也从一个侧面反映了年轻医生面临的工作繁忙程度和压力。在此,向全体参赛医生和评审专家致以崇高的敬意!

复旦大学附属华山医院肿瘤科作为中国医药教育协会肿瘤转移专委会的主任委员单位,组织发起和推进了"星领航"赛事。如何在循证医学的理论和方法指引下,力争为每一个各具特点的患者提供恰当的符合所需的诊疗措施,一直是我们思考和努力的方向,也是我们组织这项不同于其他病例演讲赛事的初衷和出发点。我们在参赛的病例中精选出26个病例,每个病例按照"病史摘要""病例特征归纳""诊疗经过讨论"和"专家点评"几个部分撰写。前三部分由各位参赛医生撰写,第四部分邀请相关专家撰写。由于实际病例的复杂性及各地区患者的文化背景、医保政策、药物及诊疗技术的可及性存在差别,以及医生对相关医学问题的认识也存在一定差异,特别是在一些实际临床问题的处理上还没有形成统一的认识,因此,不管是参赛医生书写的内容还是专家点评都是各位医生和专家个人对具体临床场景处理的认识和相关前沿进展的看法,不一定完美,有些可能还会存在一定的争议,这也不足为奇。

我们将"星领航"典型病例结集出版,旨在给同道们带来启迪,为同行讨论提供有益的素材,同时也为年轻医生搭建展示才华的平台。尽管我们在组织编写和编辑过程中做了最大的努力,但是书中可能还是存在一些疏漏或不合适的观点,敬请所有读者批评指正。

复旦大学附属华山医院肿瘤科　梁晓华

2023 年 10 月于上海

目　　录

1 EGFR 突变晚期肺癌患者的抗癌之路

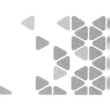

◈ 1.1 病史摘要

——— 基本病史 ———

患者,女性,52 岁,因"胸闷、气短 3 个月,加重 10 天"于 2017 年 9 月 20 日就诊于吉林省肿瘤医院。患者于 3 个月前出现胸闷、气短,10 天前症状加重,伴右侧胸痛。外院胸部电子计算机体层成像(computed tomography,CT)检查示:右肺下叶占位,右侧胸腔积液,两肺转移性结节。于外院引流胸腔积液约 500 mL,细胞学检查提示腺癌。既往史:体健,无吸烟史。家族史:母亲患肺癌去世。

——— 入院体格检查 ———

美国东部肿瘤协作组体能状态评分(Eastern Cooperative Oncology Group performance status,ECOG PS)1 分,体表面积 1.70 m²,右下肺叩诊浊音,右肺呼吸音弱,余无阳性体征。

入院后实验室及其他检查

胸部 CT 检查示：右肺下叶结节，长径约 1.6 cm；两肺结节，右侧胸腔积液，考虑右肺肺癌伴肺内和胸膜多发性转移（图 1-1）。

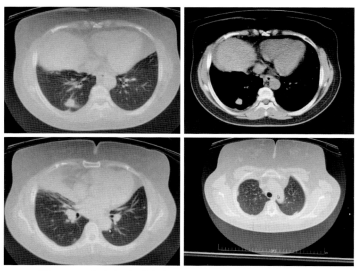

图 1-1　患者入院时胸部 CT 影像(2017 年 9 月 21 日)

血常规、血生化及心电图检查未见明显异常。上腹部增强 CT，头颅增强磁共振成像（magnetic resonance imaging，MRI），全身骨显像，颈部、锁骨上淋巴结彩超均未见明显异常。

入院后诊疗经过

入院后行 CT 引导下右肺下叶穿刺活检。病理报告示：

（右肺下叶）腺癌。*EGFR 19* 外显子缺失（ARMS 法），*ALK* 阴性（Ventana IHC 法）。诊断：右肺下叶腺癌（$cT_4N_0M_{1a}$），ⅣA 期，右侧胸膜转移，两肺转移，*EGFR* 突变型（*19del*）。一线治疗给予吉非替尼 250 mg，每天 1 次口服，疗效评价为部分缓解（partial response，PR），无进展生存期（progression free survival，PFS）10.2 个月。10 个月后右侧肺部转移灶增大，右侧胸腔积液增多，无新发病灶。疾病进展后在 CT 引导下行右肺下叶穿刺活检。病理报告示：（右肺下叶）腺癌，*EGFR 19del*，*T790M* 阴性。二线治疗给予贝伐珠单抗 472 mg＋培美曲塞 800 mg＋顺铂 120 mg，每 3 周 1 次（q3w）静脉滴注，疗效评价为病情稳定（stable disease，SD），PFS 7 个月。7 个月后复查 CT 提示右肺下叶病灶增大，肺内转移性结节增大，疾病再次进展。三线治疗给予安罗替尼 12 mg 口服＋白蛋白紫杉醇 447 mg，q3w 静脉滴注，疗效评价为 PR，PFS 11.3 个月。11 个月后复查头部 MRI 提示脑部多发性转移瘤，但患者无头晕、头痛等症状。再次给予右肺下叶病灶穿刺，病理报告示：腺癌，*EGFR 19del*，*T790M* 阳性。四线治疗给予奥希替尼 80 mg 口服，每天 1 次，疗效评价为 PR。末次随访 2021 年 12 月，患者 PFS 21 个月，总生存期（overall survival，OS）＞51 个月。

◈ 1.2　临床特征归纳

（1）患者，女性，52 岁，因胸闷、气短就诊。

（2）右下肺叩诊浊音。

（3）胸部 CT 检查示右肺结节，伴两肺多发性小结节和胸腔积液。

（4）肺穿刺活检病理诊断：腺癌，*EGFR 19del*。

（5）一线吉非替尼治疗，疗效评价为 PR，PFS 10.2 个月。

（6）二线贝伐珠单抗＋培美曲塞＋顺铂治疗，疗效评价为 SD，PFS 7 个月。

（7）三线安罗替尼＋白蛋白紫杉醇治疗，疗效评价为 PR，PFS 11.3 个月。

（8）再次活检病理诊断腺癌，基因检测 *EGFR 19Del*、*T790M* 阳性。四线奥希替尼治疗，疗效评价为 PR，PFS＞21 个月。

（9）确诊转移性肺癌后 OS＞51 个月。

1.3 诊疗过程讨论

IPASS 研究证实，吉非替尼一线治疗 *EGFR* 突变人群的疗效优于化疗[1]，同时多项临床研究奠定了酪氨酸激酶抑制剂（tyrosine kinase inhibitor，TKI）一线治疗的基石地位。根据 2017 年中国临床肿瘤学会（Chinese Society of Clinical Oncology，CSCO）原发性肺癌诊疗指南，吉非替尼作为一级推荐，因此给予患者吉非替尼一线治疗，PFS 10.2 个月。疾病进展后，根据美国国立综合癌症网络（National Comprehensive Cancer Network，NCCN）推荐 TKI 耐药后行再活检明确耐药机制，行 *T790M* 检测，该患者 *T790M* 阴性。根据 2018 年 CSCO 原发性肺癌诊疗指南,Ⅳ 期 *EGFR* 突变的非小细胞肺癌(non-small cell lung cancer, NSCLC) TKI 耐药后 *T790M* 阴性者推荐含铂双药化疗,同时联合抗血管生成药物作为 2A 类推荐,故二线给予贝伐珠单抗＋培美曲塞＋顺铂多周期化疗,7 个月后疾病再次进展。ALTER‐0303 研究(一项多中心、随机、双盲、安慰剂对照、Ⅲ期研究)显示,*EGFR* 突变患者单药安罗替尼的客观缓解率(objective response rate, ORR)仅 9.2%,疗效不尽如人意[2]。而在安罗替尼联合化疗二线治疗的探索性研究中(ALTER‐L016 研究):安罗替尼＋多西他赛治疗铂类化疗失败的晚期 NSCLC 的 ORR 为 37.5%,疾病控制率(disease control rate, DCR)为 100%,让我们看到希望;同时,指南推荐含铂双药化疗疾病进展后可予单药化疗或是安罗替尼靶向治疗作为 2A 类推荐,因此给予患者安罗替尼＋白蛋白紫杉醇作为三线治疗。经过了患者一代 EGFR‐TKI 耐药,铂类化疗联合贝伐珠单抗失败,安罗替尼联合化疗失败,疾病再次进展后我们仍寄希望于靶向治疗上,因此再次穿刺活检,幸运的是患者出现了 *T790M* 突变阳性。根据指南推荐,给予患者三代 TKI 奥希替尼靶向治疗[3],截至 2021 年 12 月,PFS 为 21 个月。那么,奥希替尼治疗后进展,下一步如何诊治? 未来会根据不同耐药机制合理选择治疗策略,不同通路突变激活,选择相应的靶向药物。目前奥希替尼耐药后的临床研究正在进行,根据耐药机制选择的双靶联合治疗策略、免疫联合治疗策略、新型靶向药物未来会层出不穷。该患者 OS 已经超过 51 个月,通过精准治疗显著延长了患者的生存时间,提高了生活质量,治疗方案包括了一代 EGFR - TKI、标准化疗、小分子抗血管靶向治疗、三代 EGFR - TKI 等,进行了多次活检和基因检测。在精准医学指引下,多种治疗策略的应用使患者得到了最大限度的受益。

本例病例带来的思考:遵循循证医学证据及临床指南,同时与临床经验相结合,为患者制订规范化、个体化的治疗策略,体现出对肿瘤患者实行全程管理的优势。未来 EGFR - TKI 将继续引领精准医学治疗之路,随着罕见靶点和新型靶点药物的研发,以及免疫联合的策略,将给靶向治疗耐药后患者带来更多选择!

◈ 1.4 专家点评

这是一个 EGFR 突变的晚期 NSCLC 典型病例,整个诊疗过程规范,而且能够将最新的临床研究成果及时应用于临床治疗中。在疾病进展后,再次进行转移灶的穿刺活检并进行基因检查,以了解耐药机制,为正确的临床治疗决策提供可靠的证据。EGFR 突变的晚期肺癌,一线治疗选择一代 TKI 药物,耐药机制中大约一半是产生 T790M 突变,还有其他基因突变或者未出现新的基因突变,甚至部分病例连原来存在的 EGFR 突变也消失了,此时根据不同的耐药机制选择恰当的二线治疗非常重要。因此,在每次进展时都进行基因检测是必要的。有些病例在发生进展时,新发的转移灶并不适合穿刺活检,此时可以用血浆、胸腔积液或腹水(如发生胸膜或腹腔转移时)或者脑脊液(如发生脑或脑膜转移时)来代替组织标本。既往研究发现,使用这些液体活检标本同样可以确定驱动基因突变状态,与组织标本来源有较高的一致性。当然,由于目前二代测序(next generation sequencing, NGS)的费用较高,还不适宜对所有患者都进行 NGS 基因检测,可以根据病情发展模式和可能的治疗方案以及患者的经济条件来综合判断,并与患者进行充分讨论后决定。

近期发表的 ORIENT - 31 研究报告证实,信迪利单抗联合化疗用于 EGFR - TKI 治疗后疾病进展的 *EGFR* 突变非鳞状 NSCLC,可以显著提高 PFS[4]。信迪利单抗＋贝伐珠单抗＋化疗组的中位 OS 为 21.1 个月,信迪利单抗＋化疗组为 20.5 个月,而单独化疗组为 19.2 个月。本例如果在三代 TKI 治疗后发生疾病进展,PD - 1 单抗免疫治疗药物＋贝伐珠单抗抗血管生成药物＋化疗可以作为重要的候选方案之一。

(作者:白连伟　点评:梁晓华)

参考文献

[1] MOK T S, WU Y L, THONGPRASERT S, et al. Gefitinib or carboplatin-paclitaxel in pulmonary adenocarcinoma [J]. N Engl J Med, 2009, 361(10):947 - 57.

[2] HAN B, LI K, WANG Q, et al. Effect of Anlotinib as a third-line or further treatment on overall survival of patients with advanced non-small cell lung cancer: the ALTER 0303 phase 3 randomized clinical trial[J]. JAMA Oncol, 2018, 4(11):1569 - 1575.

［3］MOK T S, WU Y L, AHN M J, et al. Osimertinib or platinum-pemetrexed in EGFR T790M-positive lung cancer［J］. N Engl J Med, 2017,376(7):629 - 640.

［4］LU S, WU L, JIAN H, et al. Sintilimab plus chemotherapy for patients with EGFR-mutated non-squamous non-small-cell lung cancer with disease progression after EGFR tyrosine-kinase inhibitor therapy （ORIENT-31）: second interim analysis from a double-blind, randomised, placebo-controlled, phase 3 trial［J］. Lancet Respir Med, 2023,11(7):624 - 636.

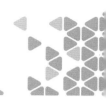

2 西妥昔单抗再挑战治疗结肠癌伴肝、肺转移

◆ 2.1 病史摘要

——基本病史——

患者,女性,53岁,因"大便次数增多1个月"于2019年3月8日就诊。初诊基线检查:CEA 53 ng/mL。肠镜检查:镜下可见右半横结肠增殖性肿块,占据管腔一周,进镜困难,接触易出血。肠镜病理报告示:(横结肠,活检)肉芽组织中见重度异形腺体,考虑腺癌。全腹部CT、上腹部MRI、全身PET/CT均提示横结肠近脾曲肠壁增厚,考虑为恶性肿瘤;肝脏多发性转移(图2-1)。3月15日在外院于全麻下行"肝肿瘤切除+射频消融+胆囊切除+横结肠肿瘤切除+小肠造瘘"。术后病理分期及诊断:横结肠癌伴肝转移,$pT_3N_1M_{1a}$,Ⅳ期[*RAS*、*BRAF* 野 生 型、微 卫 星 稳 定(microsatellite stability,MSS)]。术后行Capeox方案化疗8周期,末次化疗时间为2019年9月12日。化疗后4个月复查上腹部MR见肝Ⅳ段新发结节,提示转移瘤。2020年2月4日行肝转移瘤射频消融术,4个月后再次复查上腹部MR显示肝S3、S4、S5段多发性转移瘤(图2-2)。因病情进展,再次就诊。

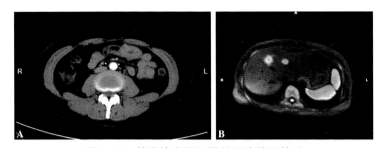

图 2-1 基线检查提示横结肠癌伴肝转移

A. CT 影像见结肠脾曲肠壁增厚;B. MRI 影像见肝脏有 2 枚转移灶。

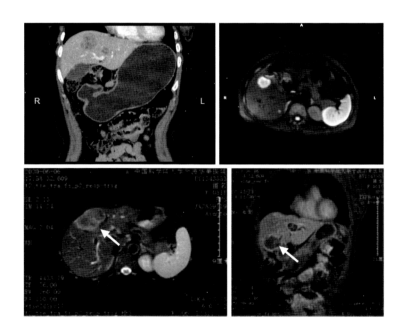

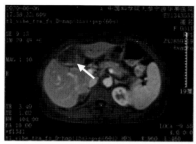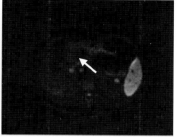

图 2-2 上腹部 MR 检查见肝内多发性转移瘤

入院体格检查

ECOG PS 0 分,神清;腹平软,可见手术瘢痕,无压痛、反跳痛;双侧锁骨上、腋下、腹股沟未触及肿大淋巴结。

入院后实验室及其他检查

血常规和肝、肾功能基本正常。

入院后诊疗经过

入院后多学科合作治疗(multi-disciplinary treatment, MDT)讨论建议先行转化治疗,等待机会行二次肝转移瘤切除术。于 2020 年 6 月 9 日起行 FOLFIRI 化疗方案(伊立替康、氟尿嘧啶和亚叶酸钙的联合应用)+西妥昔单抗转化治疗。4 周期后复查发现 S4 段原射频消融的转移灶增大,S4 段新转移灶明显缩小。遂于 8 月 27 日在全麻下行"肝肿瘤切除+腹膜后淋巴结清扫+复杂肠粘连松解术"。术后病理报告示:考虑肠癌肝转移。术后继续 FOLFIRI+西妥昔单抗/

贝伐珠单抗治疗(因西妥昔单抗出现输液反应更改为贝伐珠单抗),围手术期共治疗 12 周期。之后贝伐珠单抗＋卡培他滨维持至 2021 年 8 月。因肝、肺新发转移灶,三线治疗行肝转移瘤射频消融术联合呋喹替尼 4 mg 治疗,PFS 为 4 个月。后因胸部 CT 提示肺转移瘤增多增大,于 2021 年 12 月 3 日起四线再引入西妥昔单抗联合化疗(西妥昔单抗＋FOLFIRI)治疗 7 个周期,之后因 ctDNA 降至 0(图 2-3),改为西妥昔单抗单药维持治疗。复查胸部 CT 提示持续稳定状态,患者保持良好生活质量,末次随访时间为 2023 年 4 月,OS＞49 个月。

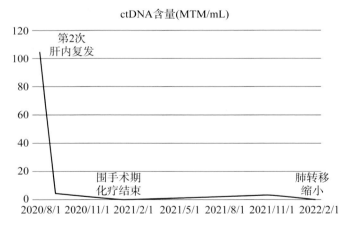

图 2-3　肝内二次复发(2020 年 8 月)后 ctDNA 变化

◆ 2.2　临床特征归纳

(1)患者,女性,53 岁。初始诊断为:横结肠癌伴肝转移,$pT_3N_1M_{1a}$,Ⅳ期(*RAS*、*BRAF* 野生型、MSS)。

（2）一线肝肠同期手术＋Capeox 方案化疗 8 周期＋肝射频消融术，PFS 15 个月。

（3）二线 FOLFIRI 方案联合靶向治疗＋肝转移瘤二次手术＋维持治疗，PFS 14 个月。

（4）三线肝转移灶射频消融术＋呋喹替尼治疗，PFS 4 个月。

（5）四线再挑战西妥昔单抗联合 FOLFIRI 方案，肿瘤缩小并维持长时间病情稳定，PFS＞16 个月，OS＞49 个月。

◈ 2.3　诊疗过程讨论

对于初诊初治的横结肠癌伴肝转移患者，手术使其获得潜在治愈的机会。回顾性研究结果显示，肝转移灶切除患者较未切除者的 OS 显著延长（mOS：65.3 个月 *vs* 26.7 个月）。内、外科治疗手段应该如何选择呢？

本例患者虽初诊为横结肠癌伴肝转移［初始可切除，临床危险评分（clinical risk score，CRS）2 分］，但其肝转移灶有 4 枚且肠周有淋巴结转移（虽 PET/CT 未发现淋巴结转移），复发转移风险高，本中心更倾向在再次手术前化疗，在观察肿瘤对化疗反应的同时，更好地判断其生物学行为。对于潜在可切除晚期结直肠癌患者，精准治疗非常重要；转化性治疗应采用强力有效的方案，追求客观缓解率（ORR）、早期肿瘤缩小（early tumor shrinkage，ETS）和肿瘤缓解深度（depth of response，DPR）。对于左半野生型患者，西妥昔单抗联合两药化疗为优选[1]。

多项研究证实对于既往西妥昔单抗有效的患者,三线治疗再挑战西妥昔单抗联合伊立替康化疗仍可能带来临床获益[2,3];在 BOND 研究中,西妥昔单抗联合伊立替康三线治疗晚期结直肠癌,PFS 4.1 个月,ORR 22.9%;CRICKET 研究结果,三线西妥昔单抗联合伊立替康再挑战显著延长 RAS WT ctDNA 患者的 PFS(4.0 个月 *vs* 1.9 个月,$P=0.03$),建议二次液体活检明确 *RAS* 基因状态,便于精准指导靶向用药[4]。本例患者因西妥昔单抗输注过程中的输液反应而停药,充分抗过敏治疗前提下再引入后取得显著效果。本病例基于 ctDNA 监测动态评估病情变化,其 ctDNA 的变化和病情走势基本相符合,且早于影像学改变,更为精准地指导了用药和治疗决策。

本例治疗带来的启示:*RAS* 野生型的晚期肠癌患者在动态监测 ctDNA 指导下,再引入西妥昔单抗带来较长的 PFS 和良好的安全性,是后线治疗的可选方案之一。

◆ 2.4 专家点评

本例患者初诊时是存在多个肝脏转移灶的晚期转移性结肠癌,而且体能状态也不错,最恰当的治疗可以选择 FOLFOX/FOLFIRI 或者 XELOX/XELIRI 联合贝伐珠单抗或西妥昔单抗(*KRAS*、*NRAS*、*BRAF* 为野生型状态时)治疗若干周期后,根据疗效来判断是否手术及决定手术的时机。先做药物治疗的优势是可以体内测试药物敏感性,同时可以控制转移灶,而且可以避免一些不必要的手术。直接手术尽管可能切除肉眼可见的病灶,但会推迟药物治疗的时机,而且在短期内无法判断药物的效果。

本例二线治疗选择 FOLFIRI 联合西妥昔单抗,治疗 4 周期后肝转移灶缩小而行手术切除肝转移灶,后续使用西妥昔单抗时因为出现输液反应而改为贝伐珠单抗,因此,严格意义上还不属于西妥昔单抗耐药。在药物使用过程中出现不良反应,需要仔细甄别不良反应与药物的相关性,尽量明确是哪种药物导致的不良反应,而且要考虑药物不良反应的严重性及是否可以恢复,还要考虑该可疑药物对疾病治疗的重要性,综合判断后再决定是否继续使用该药物。

抗 EGFR 药物再挑战在一些 *RAS* 野生型转移性结直肠癌(metastatic colorectal cancer,mCRC)患者中呈现了较好的疗效,这些患者既往基于抗 EGFR 治疗也有效。这种治疗策略被定义为抗 EGFR 再挑战。30%～50% 的 mCRC 患者在抗 EGFR 治疗期间产生 *RAS* 基因突变的肿瘤细胞克隆,使得在最初的抗 EGFR 治疗有效后疾病进展。这些抗 EGFR 耐药的肿瘤细胞克隆在 EGFR 抑制剂治疗中断后随着时间的推移而衰减,半衰期约为 4 个月[5]。因此,此时 mCRC 患者的肿瘤将主要由 *RAS* 野生型肿瘤细胞组成,并且对抗 EGFR 阻断具有潜在敏感性。

CRICKET 研究通过液体活检分析 *RAS/BRAF* 野生型 ctDNA 作为生物标志物,可以识别潜在的受益于抗 EGFR 再挑战的患者,但还需要更大规模的前瞻性研究。

(作者:王奕　点评:梁晓华)

参考文献

［1］ CREMOLINI C, ANTONIOTTI C, LONARDI S, et al. Activity and safety of cetuximab plus modified FOLFOXIRI followed by maintenance with cetuximab or bevacizumab for RAS and BRAF wild-type metastatic colorectal cancer［J］. JAMA Oncol, 2018,4(4):529 - 536.

［2］ SANTINI D, VINCENZI B, ADDEO R, et al. Cetuximab rechallenge in metastatic colorectal cancer patients: how to come away from acquired resistance［J］? Ann Oncol, 2012,23(9):2313 - 2318.

［3］ CREMOLINI D, ROSSINI D, DELL'AQUILA E, et al. Rechallenge for patients with RAS and BRAF wild-type metastatic colorectal cancer with acquired resistance to first-line cetuximab and irinotecan: a phase 2 single-arm clinical trial［J］. JAMA Oncol, 2019,5(3):343 - 350.

［4］ MARTINI G, CIARDIELLO D, FAMIGLIETTI V, et al. Cetuximab as third-line rechallenge plus either irinotecan or avelumab is an effective treatment in metastatic colorectal cancer patients with baseline plasma RAS/BRAF wild-type circulating tumor DNA: individual patient data pooled analysis of CRICKET and CAVE trials ［J］. Cancer Med, 2023,12(8):9392 - 9400.

［5］ PARSEGHIAN C M, LOREE J M, MORRIS V K, et al. Anti-EGFR-resistant clones decay exponentially after progression: implications for anti-EGFR re-challenge［J］. Ann Oncol, 2019,30(2): 243 - 249.

3 新辅助靶向联合化疗治疗局部晚期非小细胞肺癌

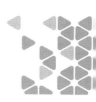

◈ 3.1 病史摘要

—— 基本病史 ——

患者,女性,49 岁,因"咳嗽、咳痰 3 个月"于 2019 年 4 月就诊于江苏省肿瘤医院肿瘤内科。患者于 2019 年 1 月无明显诱因出现咳嗽、咳痰,中等量白黏痰,无痰中带血,无发热,症状持续不缓解。外院胸部 CT 检查示:右肺中叶中央型占位,两肺小结节。支气管镜检查示:右肺中叶支气管开口处黏膜水肿,未见明显新生物;刷检可见异型细胞,腺癌不除外。既往体健,无吸烟史,无家族肿瘤史。

2019 年 4 月 8 日胸腹增强 CT 检查示:右肺中叶肿块伴阻塞性肺不张,考虑肺癌可能;右肺门稍大淋巴结;两肺多发性斑点、结节影;肝脏及左肾囊肿,左肾上腺稍增厚。

2019 年 4 月 9 日 PET/CT 检查示:右肺中叶近肺门见软组织肿块,氟代脱氧葡萄糖(fludeoxyglucose, FDG)代谢增高,考虑右肺中叶癌,伴肺不张;右肺门见肿大淋巴结,FDG 代谢增高,考虑淋巴结转移。

入院体格检查

无特殊。

入院后实验室及其他检查

入院后行 CT 引导下右肺肿块穿刺活检,病理报告示:右肺中叶腺癌,$EGFR$ 21 外显子 $L858R$ 突变,突变频率为 3.52%。诊断:右肺腺癌,$cT_3N_1M_0$,ⅢA 期,$EGFR L858R$ 突变。

入院后诊疗经过

2019 年 4 月 24 日起口服吉非替尼 250 mg,每天 1 次。4 月 25 日和 5 月 17 日行培美曲塞 0.9 g d1+顺铂 120 mg d1,化疗 2 周期。咳嗽、咳痰好转,未出现明显治疗相关不良反应。

2019 年 6 月 10 日复查胸腹 CT 示:右肺中叶软组织结节影与远端肺不张分界不清,较前明显退缩改善;右肺门稍大,淋巴结较前缩小。疗效评价为 PR。

2019 年 6 月 13 日行 VAST 右胸探查术。术中见右肺中叶肿块质硬,累及胸膜;右肺下叶 2 枚肺结节,质硬,表面有皱缩,考虑为转移性结节;第 2、3、4、7、10、11、12 组淋巴结肿大。中下叶动脉、支气管之间多枚淋巴结肿大并融合,与周围结构界限不清,遂行右肺中下叶切除术。

术后病理报告示:(右肺中叶)肺间质纤维组织增生,炎症细胞浸润伴多核巨细胞,大量泡沫状组织细胞反应,局部见少量中-低分化浸润性腺癌(腺泡型),化疗反应Ⅱ度。10组(1/5),12组(1/1)淋巴结见转移癌。支气管旁0/1,2组0/2,2、3、4组0/4,4组0/1,7组0/1,11组0/7,右上肺后段0/2淋巴结未见转移癌。TTF1(+),Ki-67 3%,PD-L1 30%。诊断:(右下肺)中-低分化中央型结节性腺癌(腺泡型),累及胸膜。

术后继续口服吉非替尼治疗并定期随访。至2022年2月病情稳定,复查胸部CT无异常。

◈ 3.2 临床特征归纳

(1) 患者,女性,49岁,因咳嗽、咳痰就诊。

(2) 胸部CT检查示右肺中叶中央型占位;支气管镜检查见右肺中叶支气管开口处黏膜水肿,未见明显新生物,刷检见异型细胞,腺癌不除外;肺穿刺活检病理示右肺腺癌,*EGFR 21*外显子*L858R*突变。

(3) "吉非替尼+培美曲塞+顺铂"新辅助靶向联合化疗2周期,耐受性好,影像评估PR。根治手术后见右肺中叶主病灶中肺间质纤维组织增生,炎症细胞浸润伴多核巨细胞,大量泡沫状组织细胞反应,局部见少量中-低分化浸润性腺癌(腺泡型),化疗反应Ⅱ度。

(4) 根据术后病理考虑患者为多原发或转移性肺腺癌,术后继续口服吉非替尼治疗并定期随访,至2022年2月病情稳定。复查评估未见转移复发。

◈ 3.3 诊疗过程讨论

该患者确诊后行 MDT 讨论,意见如下。

影像学专家:患者为右肺中叶中央型肺腺癌,根据肿块大小、右肺门淋巴结转移情况、两肺多发性斑点结节影(FDG代谢不高,考虑炎症可能性大,转移或多原发不除外)。分期至少为 $cT_3N_1M_0$,ⅢA 期。

胸外科专家:患者为中年女性,体质状况好,有积极手术意愿。但有同侧肺门淋巴结转移,肿块偏大,伴阻塞性肺不张,因此建议患者进行新辅助治疗,待肿瘤缩小后再考虑手术治疗。

放疗科专家:同意胸外科专家的意见。该患者应尽量争取手术。如无法手术,可行同步或序贯放化疗。

肿瘤内科专家:对于局部晚期有驱动基因阳性的肺癌患者是否能使用靶向治疗作为新辅助治疗,国内外没有高级别的循证医学证据,各大指南也均没有这方面的推荐或专家共识。

2015 年吴一龙教授报道了首个根据 *EGFR* 突变状态指导患者新辅助靶向治疗的临床试验,但该临床试验为阴性结果[1]。CTONG 1103 临床试验是一项厄洛替尼对比 GC 方案新辅助治疗ⅢA - N2 *EGFR* 突变 NSCLC 患者的随机对照多中心Ⅱ期临床试验[2]。该研究首次证实新辅助靶向治疗患者的 ORR、主要病理缓解(major pathologic response,MPR)、切除率和 R_0 切除率在数值上均优于新辅助化疗组,且首次证实新辅助靶向治疗与新辅助化疗相比能明显延长患者的 PFS。该患者年纪较轻,体质状况好,从临床经验上讲,为了取得更好的新辅助治疗效果,可考虑借鉴晚期 *EGFR* 突变肺癌患者的治疗经验,使用化疗联合靶向治疗作为新辅助治疗方案。包括 NEJ009 试验在内的多个 Ⅱ、Ⅲ 期临床试验结果显示 *EGFR* 突变的肺癌患者一线使用吉非替尼联合化疗较单纯化疗患者的 PFS 和 OS 均有明显延长,ORR 在数据上也有提高。虽然毒副反应的发生率也明显提高,但总体来讲患者尚可耐受。

该病例的主要关注要点是有驱动基因阳性的局部晚期肺癌患者能否将靶向治疗纳入新辅助治疗的方案中。该患者使用 EGFR - TKI 联合化疗作为新辅助治疗确实取得了良好的治疗效果,肿块明显缩小,术后右肺中叶的肿块仅有少量癌细胞存在。

虽然当时没有高级别的循证医学证据支持将靶向联合化疗作为新辅助治疗用于驱动基因阳性的局部晚期 NSCLC 患者,但是很多相关临床试验都在进行。比如,NeoAD-AURA 是一项比较奥希替尼加或不加化疗对比标准化疗用于 *EGFR* 突变阳性可切除 NSCLC 患者的 Ⅲ 期临床研究。该项临床研究正在入组患者,预计 2024 年会有中期分析结果,2029 年研究会结束[3]。该项临床研究可能会给这个问题最终答案。

◈ 3.4　专家点评

该病例的主要关注要点是针对驱动基因阳性的局部晚

期肺癌患者能否将靶向治疗纳入新辅助治疗中。综上所述，由我国研究人员所报道的有 3 项Ⅱ期临床试验结果将靶向药物单药用于肺癌患者的新辅助治疗。其中，一项临床研究阴性结果，另一项获得了 PFS 延长的阳性结果，还有一项临床试验结果疗效一般。其他将化疗和靶向治疗联合用于治疗局部晚期驱动基因阳性患者的临床试验样本量均很小或因患者入组缓慢而被迫提前终止。因此，到目前为止，没有高级别的循证医学证据支持或反对将靶向治疗联合化疗作为新辅助治疗用于驱动基因阳性的局部晚期 NSCLC 患者。

就本病例来看，患者使用靶向联合化疗的新辅助治疗方案总的来说比较成功，肿块明显缩小，其中右肺中叶的肿块仅有少量癌细胞存在。患者有如此好的治疗效果，如果增加新辅助治疗的周期数或靶向药物的服用时间，可能会获得更好的效果。虽然该病例术后未证实是否存在转移或多原发肺腺癌，但使用 EGFR - TKI 联合化疗作为新辅助治疗确实取得了良好的治疗效果。另外，患者手术切除的 2 个标本最好能进一步检测（免疫组化/NGS 检测）来看其是否为同一起源，判断病灶是多原发病灶还是转移病灶。患者术后是不是该进一步化疗后续再靶向治疗维持？右下肺结节是不是转移需明确或者有讨论，是同肺叶还是不同肺叶？

总的来说，这种联合治疗模式值得我们后续继续探索。目前该领域还在进行的临床研究主要有 5 个：①NeoADAURA（新辅助化疗联合安慰剂 vs 奥希替尼联合化疗 vs 奥希替尼）；②ANSWER（新辅助阿美替尼 vs 研究者选择）；③ NCT04201756（阿法替尼新辅助联合辅助）；

④Neolpower(新辅助埃克替尼联合化疗);⑤NCT03749213
(埃克替尼新辅助联合术后辅助)。

制订临床治疗策略时需平衡获益(预防复发)和毒性(生
理、情感、经济毒性),期待能够探索出更优的新辅助治疗模
式来提高肿瘤手术切除率和改善患者生存预后。

(作者:陈辰　点评:沈波)

参考文献

［1］ ZHONG W, YANG X, YAN H, et al. Phase Ⅱ study of biomarker-guided neoadjuvant treatment strategy for ⅢA－N2 non-small cell lung cancer based on epidermal growth factor receptor mutation status[J]. J Hematol Oncol, 2015,8:54.

［2］ ZHONG W Z, CHEN K N, CHEN C, et al. Erlotinib versus gemcitabine plus cisplatin as neoadjuvant treatment of stage ⅢA－N2 EGFR-mutant non-small-cell lung cancer (EMERGING-CTONG 1103): a randomized phase Ⅱ study[J]. J Clin Oncol, 2019,37(25): 2235－2245.

［3］ TSUBOI M, WEDER W, ESCRIU C, et al. Neoadjuvant osimertinib with/without chemotherapy versus chemotherapy alone for EGFR-mutated resectable non-small-cell lung cancer: NeoADAURA [J]. Future Oncol, 2021,17(31):4045－4055.

4 基因检测指导下的肺癌免疫治疗

◈ 4.1 病史摘要

—— 基本病史 ——

患者，男性，62 岁，因"确诊左肺肺癌半年余，拟行再次化疗"于 2019 年 7 月就诊于宁波市第二医院肿瘤放化疗科。患者于 2019 年 1 月 22 日体检时发现"左肺下叶团块影，大小约 4.2 cm×2.5 cm"，当时偶有阵发性咳嗽伴少量白痰。PET/CT 提示"左肺下叶恶性肿瘤可能，伴纵隔淋巴结转移、两侧肾上腺转移"（书后彩图 1）。1 月 30 日行肺部穿刺活检，提示"（左肺）非小细胞低分化癌，腺癌不能除外，*ALK*、*EGFR*、*KRAS* 基因未见肯定突变"。2 月 20 日至 5 月 21 日，外院以"紫杉醇脂质体 300 mg＋卡铂 600 mg d1 q3w"化疗 4 周期。3 周期后 2019 年 5 月 21 日复查 CT 示：左肺下叶病灶缩小，纵隔淋巴结稳定，肾上腺病灶增大（见彩图 1）。2019 年 4 月 21 日行 NGS 检测提示"肿瘤突变负荷 18.3 个突变/Mb""*MDM4*、*NF1*、*RB1*、*SETD2*、*STK11*、*TP53* 基因突变""PD－L1 肿瘤细胞阳性比例分数（tumor cell proportion score, TPS）5％"。

个人史:吸烟40余年,20余支/天。确诊肺癌后戒烟。

家族史:1兄死于肺腺鳞癌。

入院体格检查

ECOG PS 0分,左肺呼吸音稍低。

入院后实验室及其他检查

2019年7月6日胸部增强CT提示"左下肺中央型肺癌考虑,伴纵隔、左肺门淋巴结转移,双侧肾上腺转移考虑",对比旧片考虑肿瘤进展。7月24日再次行肺穿刺,结果为"S-100(一)、CK(pan)(+++)、TTF-1(一)、LCA(一)、CK7(+++)、CK19(+)微量肿瘤细胞、CK5/6(一)、P63(+++),倾向腺癌";PD-L1 TPS 5%;NGS检测提示"肿瘤突变负荷18.3个突变/Mb""*NF1*、*RB1*、*SETD2*、*STK11*、*TP53*基因突变""*MDM4*未见明显基因突变"。

入院后诊疗经过

2019年8月29日起行胸部放疗,设野原发病灶、转移淋巴结及相应淋巴结引流区,剂量拟PTV DT 60 Gy/30 F,并于9月7日给予"培美曲塞0.8 g d1+信迪利单抗200 mg d1"治疗。

9月12日突发胸闷,相关检查提示"肺内多发性小血栓形成",予暂停放化疗(实际剂量为DT 22 Gy/11 Fx),并给予抗凝等对症治疗。2周后复查提示左肺下叶占位较前明显增大,考虑病情进展。患者无明显胸闷、咳嗽等症状,要求继续行化疗联合免疫治疗。10月8日起给予"培美曲塞 0.8 g d1＋信迪利单抗 200 mg d1"治疗。11月8日复查提示"肿瘤较前明显缩小",疗效评价为 PR(图 4－1)。2019 年 11 月 27 日至 2020 年 5 月 6 日共给予 19 周期"培美曲塞＋信迪利单抗"化疗联合免疫治疗,疗效评价为 PR,以后定期复查。2023 年 5 月复查发现肾上腺转移灶进展,给予肾上腺放疗及免疫治疗。

◈ 4.2　临床特征归纳

（1）患者,男性,62 岁,初始诊断为左肺 NSCLC($T_{2a}N_2M_{1c}$,Ⅳ期),*EGFR*、*KRAS*、*ALK* 野生型,一线紫杉醇脂质体＋卡铂治疗,最佳疗效 SD,4 周期后病情进展(progressive disease,PD)。

（2）PD 后再次活检提示 PD－L1 5％,NGS 检测发现原有的 *MDM4* 基因突变消失。

（3）二线行胸部姑息性放疗联合培美曲塞＋信迪利单抗治疗,共 22 周期。治疗过程中因肺栓塞暂停放疗,DT 22 Gy/11 Fx,未出现超进展或免疫相关不良反应,疗效评价为 PR,PFS 42 个月。

◈ 4.3　诊疗过程讨论

患者为 62 岁男性,初始诊断为"左肺 NSCLC,Ⅳ期,驱动

治疗前
（2019 年 9 月 27 日）

治疗 2 周期后
（2019 年 11 月 8 日）

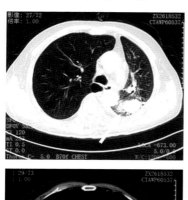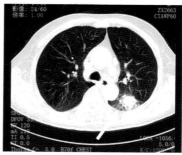
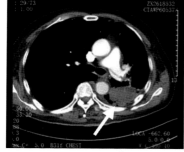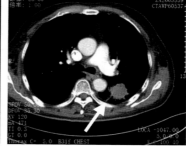
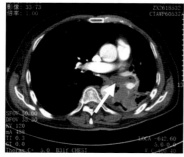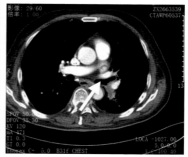

图 4-1 2 周期化疗联合免疫治疗后肿瘤较前明显缩小
（疗效评价为 PR）

基因野生型"。依据 NCCN 指南(2019.V1)推荐,1 级推荐治疗方案为帕博利珠单抗＋培美曲塞＋铂类。在 NGS 检测结果未出前外院给予"紫杉醇脂质体＋卡铂",疗效评价为 SD,治疗期间反复出现Ⅰ～Ⅲ度骨髓抑制。

该患者进展前后分别行肺穿刺,组织标本的 520 基因 NGS 检测提示具有明确或潜在临床意义的有 7 个基因,其中 *MDM4* 基因拷贝数扩增,还有 *STK11*、*TP53* 等基因突变,但这些突变并没有明确的靶向药物。而 *MDM4* 在进展前后的两次基因检测结果并不一致,是由于肿瘤异质性,或是肿瘤一线治疗后的变化,我们不得而知,需要进一步研究明确原因。

那么针对这样的 NGS 结果,患者是否适合用免疫治疗作为二线治疗? *MDM4* 基因扩增可能与免疫超进展有关[1];在 2017 年欧洲肿瘤学会(European Society for Medical Onco-logy,ESMO)大会上,Philip J. Stephens 团队公布了对 1 619 名 NSCLC 患者组织样本全基因组测序及 PD－L1 的检测结果,显示 KARS/*TP53* 突变与 PD－L1 的表达呈正向关系,而 *STK11* 基因的突变与 PD－L1 的表达呈负向关系。该患者 *MDM4* 扩增,同时具有 *TP53*、*STK11* 基因突变,TMB 也较高,对于这类同时具有免疫正向相关基因和免疫负向相关基因的患者能否使用免疫治疗,仍然值得探讨。Scheel 等也发现 KARS/*TP53* 突变与 PD－L1 的表达呈正向关系,*STK11* 基因的突变与 PD－L1 的表达呈负向关系[2]。综上所述,该患者免疫超进展基因、免疫正向基因、免疫负向基因同时存在,而我们无法横向对比这些基因所发挥作用的比例如何,那么免疫治疗疗效的不确定性将为治疗带来巨大挑战。在放化疗基础上联合免疫治疗长达22周期,该患者未出现超进展,最佳疗效达 PR。

本例病例带来的思考:当同时存在免疫超进展基因、免疫正向相关基因、免疫负向相关基因时,不能轻易放弃使用免疫治疗,免疫药物可能带来很好的获益且安全性可控。

4.4 专家点评

PD‐1/PD‐L1 单抗治疗过程中发生的疾病快速进展亦称为"超进展"。关于引起超进展的相关因素有不少的研究,包括 *MDM2/MDM4* 扩增、*EGFR* 和 *STK11* 基因的突变等都可能与超进展相关。Kato 等[3] 在 155 例患者中发现,6 例 *MDM2/MDM4* 扩增患者的治疗失败时间（time to treatment failure, TTF)均＜2 个月。在抗 PD‐1/PD‐L1 单药治疗后,其中 4 例患者显示肿瘤显著增大（55% ～258%),进展速度显著加快(与免疫治疗前 2 个月相比,分别增加 2.3 倍、7.1 倍、7.2 倍和 42.3 倍)。在多变量分析中,*MDM2/MDM4* 和 *EGFR* 突变与 TTF＜2 个月相关。10 例 *EGFR* 改变的患者中有 2 例也是超进展者(肿瘤大小增加 53.6% 和 125%;增速是 35.7 倍和 41.7 倍)。

但是,在 PD‐1/PD‐L1 单抗治疗过程中是否存在所谓的超进展,还存在争议,不少专家认为并不存在超进展现象,所谓的超进展属于疾病本身的自然进展。

ATTRACTION‐2 是一项国际多中心Ⅲ期临床试验,入组的是至少 2 种标准治疗失败的晚期难治性胃癌患者,一组接受单药纳武利尤单抗治疗,另一组接受安慰剂,按照 2∶1 的方式随机分组;一共 493 名患者入组,一组分到纳武利尤单抗组,另一组分到安慰剂对照。CheckMate-451 入组的是接受一线化疗后疾病没有进展的小细胞肺癌(SCLC)患者,一共 834 名患者入组,1∶1∶1 分组,一组接受纳武利尤单抗治疗,一组接受纳武利尤单抗+伊匹木单抗的双免疫治疗,一组接受安慰剂对照。结果显示,在 ATTRACTION-2 研究中,与安慰剂相比,接受纳武利尤单抗治疗的患者转移灶最大径之和(sum of the longest diameter,SLD)增加≥20% 和≥50% 的患者更少,分别是 33.7% *vs* 46.1% 和 6.2% *vs* 11.3%;SLD 增加≥100% 的患者比例在治疗组和安慰剂组中相当(1.6% *vs* 1.7%)。在 CheckMate-451 研究中,与安慰剂相比,接受纳武利尤单抗或纳武利尤单抗+伊匹木单抗的患者 SLD 增加≥20% 的比例分别是 27.1%、27.4% 和 45.7%;SLD 增加≥50% 的比例分别是 10.2%、11.2% 和 22.3%;SLD 增加≥100% 的比例分别是 2.8%、2.8% 和 6.3%[4]。

从以上两项与安慰剂对照的随机研究分析来看,相比于单纯的安慰剂对照,PD-1/PD-L1 单抗或 CTLA-4 单抗治疗后出现疾病快速进展的患者比例其实还是降低的。免疫治疗虽然没有在这些人群中发挥明显的治疗作用,但是并没有促进病情的加速进展。免疫治疗引起的肿瘤超进展或许只是一个伪命题,本质上只是疾病的一个自然进程。

(作者:陈柳晰　点评:梁晓华)

参考文献

［1］ ADASHEK J J, SUBBIAH I M, MATOS I, et al. Hyperprogression and immunotherapy: fact, fiction, or alternative fact［J］? Trends Cancer, 2020,6(3):181 - 191.

［2］ SCHEEL A H, ANSÉN S, SCHULTHEIS A M, et al. PD - L1 expression in non-small cell lung cancer: correlations with genetic alterations［J］. Oncoimmunology, 2016,5(5):e1131379.

［3］ KATO S, GOODMAN A, WALAVALKAR V, et al. Hyperprogressors after immunotherapy: analysis of genomic alterations associated with accelerated growth rate［J］. Clin Cancer Res, 2017,23 (15):4242 - 4250.

［4］ KANG Y K, RECK M, NGHIEM P, et al. Assessment of hyperprogression versus the natural course of disease development with nivolumab with or without ipilimumab versus placebo in phase Ⅲ, randomized, controlled trials［J］. J Immunother Cancer, 2022, 10 (4):e004273.

5 广泛期小细胞肺癌患者的长生存之路

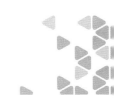

5.1 病史摘要

——基本病史——

患者,女性,71 岁,因"咳嗽、喘憋 1 周,发现右肺占位 3 天"于 2019 年 9 月 24 日入住天津市胸科医院呼吸与危重症医学科。2019 年 9 月 17 日患者在无明显诱因下出现间断咳嗽,干咳为主,活动耐量较前下降,走 200 米即出现喘憋。当地医院行 X 线胸片检查提示"右肺门高密度影"。患 2 型糖尿病,口服降糖药,血糖控制稳定;冠心病病史 5 年,曾行经皮冠状动脉介入治疗(percutaneous coronary intervention,PCI)。目前无胸闷、胸痛发作。吸烟 40 余年,约 10 支/天。无家族肿瘤史。

——入院体格检查——

ECOG 评分 1 分,身高 158 cm,体重 49.5 kg,体表面积 1.48 m^2。全身浅表淋巴结未触及肿大。左肺呼吸音清,右肺呼吸音偏低。

──入院后实验室及其他检查──

入院后行血常规、肝功能、肾功能、电解质、空腹血糖等检测,均基本正常;ProGRP 420.44 ng/L,神经元特异性烯醇化酶(neuron-specific enolase, NSE)93.45 μg/L,其余肿瘤标志物正常;2019 年 9 月 26 日胸部 CT 检查示(图 5-1):右肺下叶脊柱旁软组织影,考虑右下肺中央型肺癌,伴右下肺不张改变;右肺门及纵隔内多发性肿大淋巴结。

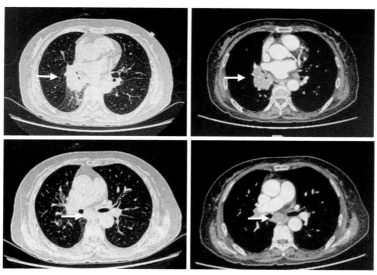

图 5-1　胸部 CT 影像

右肺下叶脊柱旁软组织影伴右下肺不张改变,右肺门及纵隔内多发性肿大淋巴结,考虑转移。

2019 年 9 月 27 日支气管镜检查示:右肺上叶开口清晰;右肺中叶开口轻度肿胀、尚光滑;右肺下叶开口充血,外压饱满,背段开口浸润样闭塞,咬取活检质脆、易出血;左肺支气管树黏膜光滑,各叶段开口清晰,未见明确异常。病理诊断:(右肺下叶咬取活检)小细胞癌,Ki-67(>90%+),CK(+),TTF1(+),Syn(+),CgA(+),CD56(+)。

2019年9月30日PET/CT检查示:右肺下叶背段支气管闭塞伴软组织肿块(约5.5 cm×3.2 cm,SUV值8.6);纵隔内气管右后、腔静脉周围、主肺窗、隆突下及右肺门多发性结节及肿块;第4胸椎、第1腰椎、右侧髂骨及骶骨骨密度欠均,PET显像可见放射性浓聚,考虑骨转移。

诊断:右肺下叶小细胞癌广泛期(extensive stage - SCLC,ES-SCLC),PS 1分;冠心病PCI术后,心功能Ⅱ级(NYHA);2型糖尿病。

——入院后诊疗经过——

2019年10月9日起给予度伐利尤单抗1 500 mg d1+依托泊苷148 mg d1~3+卡铂300 mg d1,4周期;12月17日起胸部调强放疗15次,其后度伐利尤单抗1 500 mg d1+依托泊苷148 mg d1~3+卡铂300 mg d1,1周期;随后度伐利尤单抗1 500 mg,维持4周期。2020年2月疗效评价近临床完全缓解(near-clinical complete response, nCR)。治疗期间先后出现免疫相关性肺炎、放射性肺炎和放射性食管炎,给予积极对症处理后明显改善。

2020年12月随访PET/CT见右肺中叶局部复发,予以依托泊苷148 mg d1~3+卡铂300 mg d1,4周期化疗后病灶再次CR。

其后患者规律复查 CT 及骨扫描,病情稳定,但时有吞咽困难,内镜显示食管中度狭窄,考虑与放疗相关。2021 年 5 月行内镜下综合治疗后管腔通畅,患者吞咽困难明显改善。后规律复查随访,2022 年 5 月复查 PET/CT 示病灶稳定,接近 CR。末次随访为 2023 年 9 月 20 日,患者于 2023 年 8 月 17 日复查 PET/CT 提示第 2、3 胸椎周围软组织影,考虑骨转移,相应水平脊髓不除外受累,正在进行局部放疗。患者的 OS>48 个月。

5.2　临床特征归纳

(1) 患者,女性,71 岁,因"咳嗽、喘憋 1 周,发现右肺占位 3 天"就诊。既往有长期吸烟史。

(2) 胸部 CT 检查发现右肺下叶中央型肺癌,伴右肺门及纵隔淋巴结转移。病理确诊 ES - SCLC。

(3) 4 周期度伐利尤单抗＋依托泊苷＋卡铂(CE 方案)治疗,联合胸部调强放疗,最佳疗效 PR;其后免疫单药维持 4 周期,疗效 nCR;半年后局部复发,PFS 14 个月。重启 CE 方案 4 周期后病灶消失,病情持续缓解,PFS 32 个月。OS>48 个月。

(4) 治疗期间先后出现免疫相关性肺炎、放射性肺炎和放射性食管炎,经对症处理后明显改善。

5.3　诊疗过程讨论

小细胞肺癌(SCLC)是一种难治、预后极差的肺癌亚型,其特征是快速生长和早期扩散,2019 年 CSCO 肺癌指南标准一线方案为铂类联合依托泊苷,PFS<6 个月,OS 8～10 个月。如何延长 SCLC 患者的生存期,是肿瘤科医生面临的挑战。

本例患者 2019 年 9 月确诊 ES－SCLC,在当时免疫联合化疗方案刚进入 NCCN 指南一线治疗,而 PD－L1 抑制剂阿替利珠单抗在我国尚未上市,患者及家属积极治疗的意愿非常强烈,结合当时 CASPIAN 研究结果[1],与家属充分沟通后,最后给予度伐利尤单抗＋依托泊苷＋卡铂治疗。鉴于患者年龄大,体质偏弱,合并骨转移,骨髓功能较差,AUC 取 4,给予"度伐利尤单抗 1 500 mg d1＋依托泊苷 148 mg d1～3＋卡铂 300 mg d1"方案。首次治疗后患者咳嗽、喘憋缓解,2 周期后影像学评价疗效显著,右肺门及纵隔肿块明显缩小,接近 CR。

2019 年指南推荐,针对 ES－SCLC 患者,在疗效判定 CR或 PR 时,加用胸部放疗可降低局部复发风险[2],然而这种放疗指南推荐是基于免疫治疗前时代,免疫治疗加入后的可行性及安全性有待探索。考虑到放疗联合免疫治疗可能有协同促进作用[3,4],能够提高局部和全身控制率,获得更长生存,降低复发风险,且该联合的相关损伤风险均在可控范围,结合患者意愿,我们最后采取了夹心疗法(在第 3 周期治疗结束,加入胸部调强放疗 45 Gy),同时考虑到免疫治疗联合放疗的潜在风险,在放疗前后 1 个月,暂停全身治疗。

治疗过程顺利,患者经过 4 周期同步放疗、化疗和免疫治疗后病灶稳定,后续继续给予 4 周期免疫单药维持后,患者出现 3 级放射性肺炎和 2 级放射性食管炎,但均在临床可控范围,给予对症支持治疗后症状好转。因考虑免疫相关性肺炎再燃风险,暂停免疫治疗。

患者半年后局部复发,重启 CE 方案,4 周期后病灶消失。2022 年 5 月复查 PET/CT 病灶接近 CR。另外,对放射性食管炎进行了内镜下综合治疗,患者的生活质量也得到明显改善,PFS 长达 32 个月。

从发病到末次随访,患者已经获得了超过 4 年的长生存,对于 ES-SCLC 患者来说,这是一个值得欣喜的结果。

我们认为,早期的免疫联合治疗在这位患者中起到关键作用,同时局部放疗的适时介入,也在患者生存上有明显助力。当然不可否认的是,放疗的介入可能增加放射性损伤风险,在免疫治疗时代,这个问题也会越来越普遍。在本病例中,患者放疗的时机比较激进,后续出现的放射性肺炎及食管炎,是否与放疗联合免疫治疗相关,需持谨慎态度。如何选择放疗的介入时机,在延长生存的同时尽可能减少不良反应,也是我们临床重点关注的问题。

◆ 5.4 专家点评

长期以来,由于其良好的有效性,依托泊苷+顺铂(EP方案)一直占据着 ES-SCLC 一线治疗的绝对首选地位,被誉为"流水的新药,铁打的 EP",成为 40 余年中"坚强"的存在。但由于免疫检查点的发现和免疫检查点药物的崛起与临床应用,使得恶性肿瘤的治疗现状改天换地。

与许多临床研究一样,最初 CTLA-4/PD-1 抗体的表现并不尽如人意,无论是最初的 CTLA－4 伊匹木单抗联合化疗的 CA184－156 研究,还是随后两种 PD－1 抑制剂纳武利尤单抗和帕博利珠单抗的 CheckMate－032、CheckMate－331、CheckMate－451 及 KEYNOTE－028 和 KEYNOTE－158 等系列研究都没有获得理想的研究结果。

直到 2018 年 IMpower－133 研究发现 PD－L1 抑制剂阿替利珠单抗联合标准化疗一线治疗 ES－SCLC 患者获得 12.3 个月的 OS,与化疗相比 OS 延长 2 个月,可以降低 30％ 的死亡风险。首次证实了免疫治疗能够给 ES－SCLC 患者带来生存获益。2019 年美国食品药品监督管理局(Food and Drug Administration, FDA)批准阿替利珠单抗一线治疗 ES－SCLC,并被纳入 2019 版美国 NCCN SCLC 指南和中国 CSCO 原发性肺癌诊疗指南。2020 年 2 月中国国家药品监督管理局(National Medical Products Administration, NMPA)也批准阿替利珠单抗一线治疗 ES－SCLC。IMpower－133 研究建立了 ES－SCLC 治疗的新标准,成为 ES－SCLC 一线免疫治疗的里程碑研究。

度伐利尤单抗也是 PD－L1 抗体,CASPIAN 研究是以其为基础的免疫联合化疗方案的临床试验,获得了阳性结果,进一步奠定了 PD－L1 抗体联合标准化疗在 ES－SCLC 治疗中的地位,并显示出良好的疗效与安全性结果。该案例应该说是一个非常好的佐证,同样也意味着 ES－SCLC 的一线治疗已经进入化疗联合免疫治疗的新时代。

(作者:陈钦　点评:许青)

参考文献

［1］ PAZ-ARES L, DVORKIN M, CHEN Y, et al. Durvalumab plus platinum-etoposide versus platinum-etoposide in first-line treatment of extensive-stage small-cell lung cancer（CASPIAN）: a randomized, controlled, open-label, phase 3 trial［J］. Lancet, 2019, 394（10212）: 1929－1939.

［2］ YEE D, BUTTS C, REIMAN A, et al. Clinical trial of post-chemotherapy consolidation thoracic radiotherapy for extensive-stage small cell lung cancer［J］. Radiother Oncol, 2012, 102（2）: 234－238.

［3］ WEICHSELBAUM R R, LIANG H, DENG L, et al. Radiotherapy and immunotherapy: a beneficial liaison［J］? Nat Rev Clin Oncol, 2017, 14（6）: 365－379.

［4］ WANG S J, HAFFTY B. Radiotherapy as a new player in immuno-oncology［J］. Cancers（Basel）, 2018, 10（12）: 515.

6 晚期难治性肺癌免疫治疗后合并急性胰腺炎

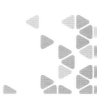

6.1 病史摘要

基本病史

患者,男性,57 岁。2020 年 12 月因体检发现"肺部占位伴颈部多发性淋巴结肿大"就诊于武汉市第一医院,PET/CT 示肺癌广泛转移,脑 MRI 示右侧额叶异常信号影(图 6-1)。行颈部淋巴结活检,病理证实为淋巴结转移癌(3/3),免疫组化表型不支持腺癌、鳞癌、神经内分泌癌等,倾向考虑为大细胞未分化癌,NOS。原位杂交检测 EBER(-)。胃镜送检十二指肠水平部组织 3 粒及十二指肠降部组织 2 粒,见低分化恶性肿瘤;镜下形态与颈部淋巴结活检镜下形态相同。既往有吸烟史;乙肝小三阳病史,HBV-DNA 正常。

入院体格检查

ECOG PS 1 分。无其他特殊阳性体征。

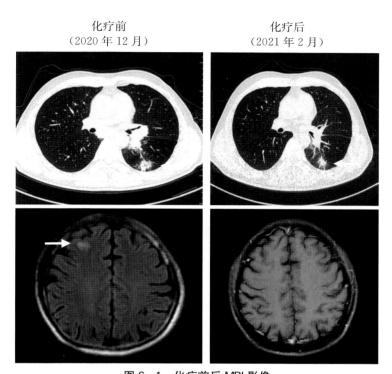

化疗前
(2020 年 12 月)

化疗后
(2021 年 2 月)

图 6-1 化疗前后 MRI 影像

化疗前：CT 示左肺下叶病变考虑肺癌，MRI 示右侧额叶异常信号；化疗 2 周期后：CT 示左肺下叶病变较前缩小，MRI 示右侧额叶异常信号消失。

入院后实验室及其他检查

入院后 MDT 讨论，诊断考虑大细胞未分化癌伴广泛转移，肺来源可能性大。患者及其家属拒绝进一步行纤维支气管镜和支气管腔内超声引导下的活检取材。

入院后诊疗经过

抗乙肝病毒治疗的同时于 2020 年 12 月 28 日及 2021 年

1月21日化疗:培美曲塞 $0.5\,g/m^2$ d1,卡铂 AUC 5 d1。2周期化疗后疗效评价为 PR(见图 6-1)。2021 年 1 月基因检测示 MET 基因扩增,未更换治疗方案。2 月 18 日及 3 月 16 日继续化疗,共 4 周期。

2021 年 3 月行纤维支气管镜检查,活检病理考虑 NSCLC,形态似肝样腺癌,因免疫组化缺乏特异性,难以进一步明确分型。送检 NGS:一级变异 EGFR pL858R 0.75%,MET 拷贝数增加。PD-L1 TPS 95%,CPS:96;MSS。

2021 年 4 月患者出现周身疼痛;颅脑、肺部病灶、纵隔淋巴结、腹腔及腹膜后多发性淋巴结均较前进展,疗效评价为 PD。4 月 10 日开始二线 GP 方案化疗(吉西他滨 $1.0\,g/m^2$ d1,奥沙利铂 $100\,mg/m^2$ d1)+帕博利珠单抗 200 mg。25 日患者出现明显腹痛伴恶心、呕吐。腹部平片未见明显肠梗阻表现。血淀粉酶 556 U/L,血脂肪酶 >2 000 U/L,上腹部 CT(图 6-2)提示急性胰腺炎表现。消化内科会诊,考虑免疫治疗相关性重度急性胰腺炎。给予禁食禁水、胃肠减压、灌肠、抑制胰酶分泌、抑酸护胃、补液扩容及激素治疗(甲泼尼龙

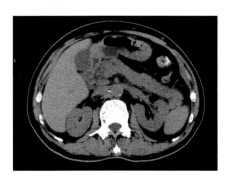

图 6-2 CT 提示急性胰腺炎表现(血淀粉酶 556 U/L)

2 mg/kg,实际为 110 mg 3 天,80 mg 4 天,40 mg 1 周后减量)等对症处理。1 天后患者腹痛、恶心、呕吐症状明显减轻,5 天后胰酶恢复正常。

6.2 临床特征归纳

(1)患者,57 岁,男性,起病时 NSCLC 广泛转移,免疫组化缺乏特异性,难以进一步明确分型。NGS 发现一级变异 *EGFR pL858R* 0.75%,*MET* 拷贝数增加。PD-L1 TPS 95%,CPS:96;MSS。

(2)一线治疗培美曲塞+卡铂化疗,最佳疗效 PR,PFS 3 个月。

(3)基因检测发现 *EGFR* 突变、*MET* 扩增及 PD-L1 高表达。二线治疗选用 GP 方案化疗联合帕博利珠单抗,2 周后出现免疫治疗相关性重度急性胰腺炎,及时诊断及治疗后胰腺炎相关症状消失。

6.3 诊疗过程讨论

患者初诊是分化程度差、远处广泛转移的晚期恶性肿瘤,肺来源可能性大,病理来源不明确,建议加做纤维支气管镜和支气管腔内超声引导下的活检取材,患者及其家属拒绝,要求尽早抗肿瘤治疗。一线治疗行培美曲塞+卡铂方案化疗 4 周期,最佳疗效 PR,但 PFS 仅 3 个月。病情进展后,支气管镜下活检提示考虑 NSCLC,形态似肝样腺癌,但免疫表型无特征。基因检测:一级变异 *EGFR pL858R* 0.75%, *MET* 拷贝数增加。免疫治疗相关检测结果:PD‐L1 蛋白表达检测 TPS 95%,CPS:96;MSS。考虑患者同时存在 *EGFR* 突变、*MET* 扩增及 PD‐L1 高表达,建议下一步治疗策略可考虑靶向治疗(EGFR TKI＋MET 抑制剂)或化疗＋贝伐珠单抗或化疗联合免疫治疗。家属强烈要求免疫治疗,综合考虑后行吉西他滨＋奥沙利铂化疗(病理形态似肝样腺癌,因此选用奥沙利铂),联合帕博利珠单抗治疗。治疗后患者出现免疫相关性重度急性胰腺炎,及时明确诊断后给予禁食禁水、胃肠减压、灌肠、营养支持、抑酶、抑酸、激素治疗(甲泼尼龙 2 mg/kg,后逐渐减量),后腹痛、恶心、呕吐症状消失,胰酶恢复正常。

　　EGFR 敏感突变型肺腺癌约占我国肺癌的 50%,远高于欧美国家。这类患者一般合并 PD‐L1 低表达及低肿瘤突变负荷(tumor mutation burden,TMB),但仍有约 5% 的患者 PD‐L1 呈阳性表达[1-3]。对 *EGFR* 敏感突变伴 PD‐L1 高表达的患者,一线治疗应如何选择? 目前指南的推荐并没有针对 PD‐L1 的表达进行分层。前期对于 *EGFR* 敏感突变伴 PD‐L1 高表达的临床研究,先用免疫治疗或免疫联合靶向治疗均因为疗效差、毒副反应严重而被停用。因此,对于没有接受靶向治疗的 *EGFR* 突变阳性的晚期 NSCLC 患者,即使 PD‐L1 表达＞50%,还是应该将靶向治疗列为首选。

　　本例治疗带来的思考:*EGFR* 敏感突变伴 PD‐L1 高表达的肺癌患者行化疗联合免疫治疗是否可行? 本例患者出

现了严重的免疫相关性毒副反应，在以后的临床实践中需吸取教训，靶向治疗可能是优选方案。

6.4 专家点评

免疫检查点抑制剂（immune checkpoint inhibitor, ICI）导致的胰腺损伤（ICI pancreatic injury, ICIPI）比较少见，大约在4%左右，多数表现为无症状的脂肪酶升高，或者是轻度症状的胰腺炎，出现严重胰腺炎的情况非常少见。

安德森癌症中心报告了一项回顾性研究[4]，5 762例患者接受了ICI治疗，2 279例检测了血清脂肪酶，其中82例（3.6%）发生了ICIPI。接受PD-1/L1单药治疗的患者从启动治疗到脂肪酶升高达峰值的中位时间为146天。本例在使用帕博利珠单抗2周后即出现腹痛、恶心、呕吐、淀粉酶和脂肪酶升高等胰腺炎相关的症状和实验室检查异常，实属罕见。鉴别诊断需要考虑与免疫治疗无关的普通胰腺炎的可能，治疗方面以对症支持治疗为主，不一定需要使用糖皮质激素治疗。

ICIPI的临床症状与ICI治疗的类型无关。22%的患者需要住院，平均住院时间为5天。使用糖皮质激素和静脉输液并未显著缩短脂肪酶自峰值改善至≤1级的时间、症状持续时间及住院时间，与ICI治疗是否中止亦无关[4]。

ICIPI是一种少见的免疫相关不良事件（immune-related adverse event, irAE），在一部分患者中可表现为典型的急性胰腺炎，并可能导致长期不良事件（胰腺假性囊肿、胰腺内分泌和外分泌功能不全)。静脉输液治疗可能会预防或降低出现长期不良事件的风险。糖皮质激素治疗在预防 ICIPI 的长期不良事件或改善总生存方面没有获益。如果出现了 3～4 级严重胰腺炎,必须彻底停用免疫治疗药物,并且使用糖皮质激素治疗药物。而且需要随时注意激素剂量的调整,避免胰腺炎复发。在 ≥3 级的脂肪酶升高改善后,恢复 ICI 治疗可能有益于患者生存。

(作者:黄琳　点评:梁晓华)

参考文献

[1] LIU J, LIU Y. Molecular diagnostic characteristics based on the next generation sequencing in lung cancer and its relationship with the expression of PD‐L1[J]. Pathol Res Pract, 2020,216(2):152797.

[2] LI K, LIU J, WU L, et al. Genomic correlates of programmed cell death ligand 1 (PD‐L1) expression in chinese lung adenocarcinoma patients[J]. Cancer Cell Int, 2022,22(1):138‐146.

[3] LAMBERTI GI, SPURR L F, RICCIUTI B, et al. Clinicopathological and genomic correlates of programmed cell death ligand 1 (PD‐L1) expression in nonsquamous non-small cell lung cancer[J]. Ann Oncol, 2020,31(6):807‐814.

[4] ABU-SBEIH H, TANG T, LU Y, et al. Clinical characteristics and outcomes of immune checkpoint inhibitor-induced pancreatic injury[J]. J Immunother Cancer, 2019,7(1):31‐42.

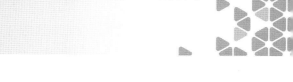

7 EGFR 阳性晚期肺腺癌多线治疗

◈ 7.1 病史摘要

——基本病史——

患者,女性,58 岁,因"咳嗽 1 个月"于 2019 年 6 月外院首诊。既往体健,无吸烟、饮酒史。2019 年 7 月 31 日 PET/CT 示:右肺上叶尖段结节,约 1.7 cm×1.4 cm,考虑周围型肺癌可能性大;双肺多发性结节,考虑为转移;双侧胸膜及右侧叶间胸膜多发性结节样增厚,考虑为转移;右侧下颈部、锁骨区、纵隔内右侧头臂静脉周围、腔静脉后、双侧肺动脉周围、隆突下、双肺门及食管左旁多发性结节,考虑为淋巴结转移可能性大。右锁骨上淋巴结针吸活检病理示转移性低分化腺癌。诊断:右肺腺癌,$cT_1N_3M_{1b}$(双肺、胸膜、颈部淋巴结),ⅣA 期,*EGFR 19del*(22.89%),PS 1 分。

一线化疗方案为培美曲塞+卡铂,2 周期后疗效评价为 SD;后化疗联合埃克替尼,4 周期后右肺结节缩小,双肺多发性结节明显减少,最佳疗效为 PR;后以培美曲塞+埃克替尼维持治疗,PFS 12 个月。

至 2020 年 8 月患者纵隔肺门淋巴结增大,胸椎、双侧髂骨转移,判定为 PD,检测 *T790M* 阳性。二线治疗患者参加临床研究,于 2020 年 9 月开始应用奥希替尼＋安罗替尼共 9 个周期,同时对胸椎、髂骨分别进行局部放疗,其间肺内病灶始终稳定,颈部、纵隔、肺门淋巴结明显缩小,PFS 11.7 个月。

至 2021 年 8 月 CT 检查示颈部、纵隔淋巴结增大,骨 ECT 检查示多个椎体、肋骨、双侧髂骨多发性转移。在外院行原片病理会诊(右锁骨上针吸活检)考虑为肺来源,另结合免疫组化 CK5/6、P63、P40 灶性阳性提示伴有鳞状分化。三线治疗帕博利珠单抗＋多西他赛,在免疫治疗联合化疗期间患者右肺原发病灶变化不明显,颈部、纵隔、肺门淋巴结较前缩小。停止化疗,帕博利珠单抗单药维持,颈部淋巴结明显增大增多,三线治疗 PFS 5.5 个月。

入院体格检查

ECOG 1 分,神清;双侧锁骨上、颈部可触及多发性肿大淋巴结,较大者约 2.0 cm×2.5 cm,质韧,无压痛;胸骨前可触及约 3 cm×4 cm 肿大软组织,质韧略红肿,伴压痛。

入院后实验室及其他检查

入院后胸部 CT 检查示:右上肺结节大致同前,纵隔、双侧肺门淋巴结饱满。骨 ECT:多发性骨转移大致同前,腹盆腔强化 CT、头颅 MRI 增强未见明显异常。再行左侧颈部淋巴结活检,病理见癌组织(低分化癌),符合腺癌,免疫组化 CD56(－)、CK5/6(部分＋)、NapsinA(＋)、P40(－)、Syn

（一）、TTF-1（＋）、CEA（＋）、Ki-67（＋，＞20％）。淋巴结及血液基因检测仍示 *EGFR 19del* 和 *EGFR 20 T790M*，伴有 *EGFR* 扩增及 *TP53* 突变。

── 入院后诊疗经过 ──

2022 年 3 月开始四线治疗，培美曲塞＋贝伐珠单抗 6 周期，最佳疗效为 SD。6 月头颅增强 MRI 检查示左侧额叶、枕叶结节，考虑转移，行伽马刀放疗。7 月患者腹部 CT 检查示脾结节、肝多发性结节、右肾上腺增大，均考虑为转移；胸部 CT 检查示颈部淋巴结较前增大，肺内病灶变化不明显。7 月 19 日开始五线治疗，给予奥希替尼＋贝伐珠单抗治疗，截至 9 月 25 日共 3 周期。2022 年 8 月复查腹部转移病灶均明显缩小，胸部病灶变化不明显，疗效评价为 PR。

◇　7.2　临床特征归纳

（1）患者，女性，58 岁。初始诊断：右肺腺癌，$cT_1N_3M_{1b}$（双肺、胸膜、颈部淋巴结），IV A 期，*EGFR 19del*，PS 1 分。

（2）一线治疗：培美曲塞＋卡铂化疗联合一代 TKI 埃克替尼，PFS 12 个月；二线治疗：*T790M* 阳性，经三代 TKI 奥希替尼＋安罗替尼＋局部放疗，PFS 11.7 个月；三线治疗：肿瘤细胞伴有鳞状分化，免疫治疗＋多西他赛化疗，PFS 5.5 个月。

（3）三线治疗进展后再次活检仍为腺癌，*EGFR 19del* 和 *EGFR 20 T790M* 阳性，伴有 *EGFR* 扩增及 *TP53* 突变。

四线治疗:培美曲塞化疗＋贝伐珠单抗＋脑转移灶伽马刀,最佳疗效为 SD,PFS 4 个月;五线治疗:奥希替尼再挑战并联合贝伐珠单抗 2 周期后 PR。

◈ 7.3 诊疗过程讨论

患者初始诊断即为Ⅳ期 *EGFR* 突变肺腺癌,虽原发病灶不大,但已出现双肺及胸膜转移,一线治疗可能是基于 NEJ009 研究[1,2]PFS 的获益及 2019 年的指南,采用的是化疗联合一代 TKI 药物的治疗,耐药后基因检测结果为 *T790M* 阳性。

二线治疗患者进入临床研究,采用奥希替尼＋安罗替尼治疗,这种将安罗替尼"提线"并且与三代 TKI 药物合用的治疗是否能使患者获益? 此研究并没有公布结果。本例患者联合治疗期间研究者评估的最佳疗效为 SD,其间曾出现高血压 3 级、蛋白尿 2 级、腹泻 3 级等不良反应,最终因不良反应而出组。三代靶向药物耐药后下一步治疗如何选择?

患者进展后因再次活检取材困难,进行原片病理会诊仍考虑肺腺癌,免疫组化提示伴有鳞状分化,对于晚期驱动基因阳性患者靶向耐药后免疫治疗的介入是目前探索的方向[3],多个临床试验正在进行,患者三线治疗应用帕博利珠单抗＋多西他赛治疗 6 周期,序贯帕博利珠单抗单药输注 3 周期,帕博利珠单抗单药输注期间出现双侧颈部淋巴结明显肿大,由于疫情原因未进行影像学评估。三线治疗化疗联合免疫治疗耐药后又将何去何从?

患者就诊于我院,反复建议其进行二次活检及基因检测寻找耐药机制,再次活检证实了左颈部淋巴结转移,仍考虑为腺癌(低分化),基因检测没有新靶点,仍为 *EGFR 19del* 和 *EGFR 20 T790M* 且突变丰度较高。患者前三线治疗多次出现骨髓抑制,对化疗有抵触情绪,四线治疗能否考虑奥希替尼再挑战呢? 一项日本的回顾性研究[4]在奥希替尼获得性耐药后再次给予奥希替尼治疗,纳入了 17 例患者,其中 15 例患者有可测量病灶,ORR 达 33%。但我们考虑患者近期输注帕博利珠单抗,为避免出现严重不良反应,四线治疗给予肺腺癌经典治疗策略,培美曲塞单药联合贝伐珠单抗 6 周期,其间出现脑转移并进行局部治疗,再次进展后考虑患者免疫治疗已有>3 个月洗脱期,五线治疗尝试奥希替尼再挑战的同时保留了贝伐珠单抗,最佳疗效为 PR。

本例治疗带来的思考:此为驱动基因阳性晚期肺腺癌患者,纵观患者经过的五线治疗几乎涵盖了晚期肺腺癌所有标准的治疗策略。靶向治疗耐药后 ICI 的应用是目前探索的方向,治疗的优势人群有待进一步研究。

◈ 7.4 专家点评

一代和三代 EGFR - TKI 均可作为 *EGFR* 突变晚期 NSCLC 患者的一线治疗,目前更多地选择三代 EGFR - TKI 作为一线治疗。奥希替尼一线或二线治疗耐药后约 15% 的患者可能出现 SCLC 或鳞癌等组织学转化。本例在二线给予奥希替尼+安罗替尼后出现肿瘤细胞伴有鳞状分化,提示可能存在部分鳞癌转化。

三代 EGFR-TKI 治疗发生耐药后,推荐再次活检以明确耐药机制,基于不同的耐药机制,选择不同的治疗方式,以使患者获益最大化。对于三代 EGFR-TKI 治疗耐药后出现广泛进展的患者,需要更换系统性治疗方案。对于不适合靶向药物治疗的患者,一般推荐采用含铂双药化疗和(或)贝伐珠单抗治疗,或者采用所谓"穿插化疗"的用法,即 EGFR 靶向药物—进展—化疗—进展—EGFR 靶向药物。

靶向药物耐药后使用 PD-1 单抗的疗效已经得到临床研究的证实。一项回顾性研究分析了 75 例 EGFR 靶向治疗(阿法替尼、厄洛替尼或吉非替尼)进展后再挑战使用 EGFR 靶向药物的情况[5]。其中 13 例患者是在使用了 PD-1 单抗治疗失败后再接受 EGFR-TKI 再挑战的,其余 62 例患者在 EGFR-TKI 再挑战前未接受 PD-1 单抗治疗。PD-1 单抗组和对照组 EGFR-TKI 再挑战的 ORR 分别为 46.1% 和 16.1%($P=0.026$)。PD-1 单抗组 EGFR-TKI 再挑战后的 DCR 为 76.1%、PFS 为 5.0 个月、OS 为 25.0 个月。ORIENT-31 研究[6]显示,在 EGFR-TKI 治疗后疾病进展的患者中,单独化疗组 PFS 4.3 个月,信迪利单抗+化疗组 PFS 5.5 个月,信迪利单抗+贝伐珠单抗+化疗组 PFS 7.2 个月;OS 则分别为 19.2 个月、20.5 个月和 21.1 个月。

目前的研究结果表明,在 EGFR-TKI 耐药后,选择 PD-1 单抗联合抗血管生成药物和化疗也是一个可行的选择。

(作者:姜岩　点评:葛蒙晰)

参考文献

［1］HOSOMI Y, MORITA S, SUGAWARA S, et al. Gefitinib alone versus gefitinib plus chemotherapy for non-small-cell lung cancer with mutated epidermal growth factor receptor: NEJ009 Study［J］. J Clin Oncol, 2020,38(2):115 - 123.

［2］MIYAUCHI E, MORITA S, NAKAMURA A, et al. Updated analysis of NEJ009: gefitinib-alone versus gefitinib plus chemotherapy for non-small-cell lung cancer with mutated EGFR［J］. J Clin Oncol, 2022,40(31):3587 - 3592.

［3］NOGAMI N, BARLESI F, SOCINSKI M A, et al. IMpower 150 final exploratory analyses for atezolizumab plus bevacizumab and chemotherapy in key NSCLC patient subgroups with EGFR mutations or metastases in the liver or brain［J］. J Thorac Oncol, 2022,17(2):309 - 323.

［4］ICHIHARA E, HOTTA K, NINOMIYA K, et al. Re-administration of osimertinib in osimertinib-acquired resistant non-small-cell lung cancer［J］. Lung Cancer, 2019,132:54 - 58.

［5］KAIRA K, KOBAYASHI K, SHIONO A, et al. Effectiveness of EGFR-TKI rechallenge immediately after PD - 1 blockade failure［J］. Thorac Cancer, 2021,12(6):864 - 873.

［6］LU S, WU L, JIAN H, et al. Sintilimab plus chemotherapy for patients with EGFR-mutated non-squamous non-small-cell lung cancer with disease progression after EGFR tyrosine-kinase inhibitor therapy (ORIENT - 31): second interim analysis from a double-blind, randomised, placebo-controlled, phase 3 trial［J］. Lancet Respir Med, 2023,11(7):624 - 636.

8 肺腺癌靶向治疗后小细胞肺癌转化

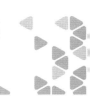

◈ 8.1 病史摘要

基本病史

患者,男性,53 岁,2019 年 2 月因"咳嗽 2 个月"首诊于外院。胸部 CT 检查见左肺下叶肿块、左肺门淋巴结肿大;头颅 CT 检查示右基底节区异常强化灶,考虑转移瘤;肿瘤标志物 CEA 305.8 ng/mL,NSE 15.56 ng/mL。局麻下支气管镜检查,左下叶基底段内口刷片找见肿瘤细胞,考虑腺癌。血液基因检测(19 基因):$EGFR$ 21 外显子 $L858R$ 突变(9.7%)。诊断:左肺下叶腺癌,$cT_3N_1M_{1b}$(脑),ⅣA 期。PS 1 分。既往吸烟 10 年,约 20 支/天,戒烟 20 年。

一线治疗口服吉非替尼,至 2020 年 3 月患者肺部病变、脑部病变均明显缩小。2020 年 7 月右侧基底节区转移灶较前增大。2021 年 4 月头颅 MRI 增强显示患者右侧基底节区转移灶明显增大。一线 PFS 25 个月,最佳疗效为 PR。

2021 年 4 月起二线治疗换用奥希替尼。7 月复查右侧基底节区转移灶较前明显缩小。2022 年 4 月复查胸部 CT 示:左肺病灶明显增大,纵隔淋巴结增大,右侧基底节区转移灶明显增大。二线治疗 PFS 12 个月,最佳疗效为 SD。

入院体格检查

ECOG 1 分,神清,双肺呼吸音清,双侧颈部、锁骨上、腋下、腹股沟未触及肿大淋巴结,脑膜刺激征(颈项强直、克尼格征)阴性。

入院后实验室及其他检查

肿瘤标志物 CEA 73.32 ng/mL,NSE 100.4 ng/mL,NSE 较前明显升高,再次血液基因检测示 *EGFR* 基因 21 外显子 *L858R* 突变(90.22%),伴有 *EGFR* 扩增及 *TP53*、*RB1* 基因突变。再次于支气管镜及超声内镜下行病灶活检及纵隔 7 区淋巴结 TBNA 检查,病理结果:(左下叶基底活检)为支气管黏膜及黏膜下组织,其中见癌组织,结合免疫组化染色结果,符合小细胞神经内分泌癌,部分呈低分化。免疫组化:CD56(+)、CK(P)(+)、Ki-67(+,>40%)、LCA(-)、P40(-)、Syn(+)、TTF-1(+)。特殊染色:PAS(-)。送检(超声支气管镜活检:7 区淋巴结)组织内见癌细胞,结合免疫组化染色结果,符合小细胞神经内分泌癌,部分呈低分化。免疫组化:TTF-1(+)、CD56(+)。特殊染色:PAS(-)(彩图 2)。

入院后诊疗经过

2022 年 5 月开始三线 EP 方案(依托泊苷＋顺铂)化疗 4

周期。7月复查胸部 CT 见左肺下叶软组织密度团块、双肺门、纵隔多发性淋巴结较前变小,头颅增强 MRI 见右基底节转移灶较前减小,疗效评价为 SD。患者拒绝脑部放疗。8月加用安罗替尼 12 mg d1~14 q3w,后患者因疫情原因未再复诊及化疗,于 2022 年 12 月 1 日死亡。

◇ 8.2 临床特征归纳

(1)患者,男性,53 岁,因咳嗽 2 个月确诊左肺下叶腺癌,$cT_3N_1M_{1b}$(脑转移),ⅣA 期,*EGFR* 21 外显子 *L858R* 突变(9.7%)。

(2)一线治疗:吉非替尼,最佳疗效 PR,PFS 25 个月。

(3)二线治疗:奥希替尼,最佳疗效 SD,PFS 12 个月。

(4)二线进展后再行支气管镜活检,病理示左下肺原发病灶及 7 区淋巴结均为 SCLC,证实患者出现了 SCLC 的转化。基因检测示 *EGFR* 21 外显子 *L858R* 突变(90.22%),伴有 *EGFR* 扩增及 *TP53*、*RB1* 基因突变。

(5)SCLC 转化后以 EP 方案三线化疗 4 周期,最佳疗效为缩小的 SD,后加用安罗替尼治疗,4 个月后死亡。

◇ 8.3 诊疗过程讨论

患者初始肺腺癌诊断明确,一线、二线治疗分别为吉非替尼、奥希替尼,三代 TKI 药物耐药后就诊于我院,下一步治疗方案如何选择?

患者血液肿瘤标志物 NSE 明显增高,NSE、proGRP 等 SCLC 相关指标明显升高时,需警惕 SCLC 转化的可能[1],建议患者进行再次活检,但患者对支气管镜检查有恐惧情绪,遂先行血液基因检测,发现患者保留了 *EGFR L858R* 突变,同时伴有 *TP53*、*RB1* 基因突变。在既往文献阅读中我们知道合并 *TP53* 和 *RB1* 共突变是转化性 SCLC 重要的基因特征[2]。我们再次动员患者进行二次活检,给予全麻下支气管镜检查,活检结果证实患者为 SCLC。

那么患者是初始诊断时即为复合型 SCLC,还是确实出现了 SCLC 转化? 由于初始为外院气管镜刷片病理,可能存在误诊风险,但患者一线、二线 EGFR - TKI 治疗 PFS 长达 37 个月,这与 SCLC 易转移、进展迅速的特征不符。我们认为患者更有可能为真正的 SCLC 转化,那么下一步的治疗策略如何选择?

对于转化性 SCLC 目前没有标准的治疗策略,对于治疗的探索多来源于小样本的回顾性研究、个案报道。经典型 SCLC 对依托泊苷和铂反应较好,目前也成为转化性 SCLC 最常用的治疗方案[3]。此外,化疗联合 EGFR - TKI、放疗、抗血管生成治疗对预后的影响尚存争议[4]。免疫治疗近年来已在 ES - SCLC 患者中取得突破性进展,也已尝试在转化性 SCLC 患者中应用。但是现有的数据表明,转化性 SCLC 对单用 ICI 的反应较差[5]。最近的研究报道,在 SCLC 转化后的患者接受过免疫联合治疗(免疫治疗+化疗,免疫治疗+化疗+抗血管生成药物)的患者相比未接受过免疫治疗的患者 OS 显著延长[6]。免疫联合治疗有望成为转化性 SCLC 的标准治疗。2022 年 CSCO 指南对转化性 SCLC 出现系统快速进展的患者 II 级推荐标准的 SCLC 化疗。因患者经济条件有限,并且对处于探索阶段的用药有所顾虑,但治疗意愿迫切,经过与患者及家属沟通,我们先为其进行 EP 方案化疗,共 4 周期,最佳疗效为缩小的 SD。后计划联用安罗替尼,但患者因疫情原因未再复诊,于当地口服安罗替尼 3 个月余,于 2022 年 12 月 1 日死亡。患者出现组织学转化后生存期为 6.5 个月。

本例病例带来的思考:肺腺癌患者耐药后应积极进行再次活检及基因检测,寻找耐药机制;对于转化性 SCLC 的最佳治疗策略有待进一步探索。

8.4 专家点评

该患者为左下肺腺癌,IV 期,驱动基因 *EGFR 21* 外显子 *L858R* 突变,在接受一代和三代 EGFR-TKI 耐药后,外周血检测 SCLC 相关标志物 NSE、proGRP 等明显升高,同时血液基因检测也出现 *TP53*、*RB1* 等相关的特征基因,最终通过再次穿刺活检证实发生小细胞病理转化。小细胞转化发生在 3%～10% 接受靶向治疗耐药的 NSCLC 患者中,并且可能在病程中的任何时间出现,何时进行再次穿刺活检值得临床上思考。外周血肿瘤标志物检测是创伤较小和经济的监测方法,并且 NSE 对神经内分泌肿瘤的特异性也相对较高。该病例在出现小细胞转化时,外周血肿瘤标志物 NSE 较基线明显升高,同时外周血基因检测也出现 *TP53*、*RB1* 基因突变。

既往研究同样显示,在基线诊断 NSCLC 时伴随 *TP53* 和 *RB1* 缺失的患者在治疗过程中更容易出现 SCLC 转化,提示在这种情况下应积极鼓励患者进行再次活检,明确耐药机制。目前对于转化后的 SCLC 没有标准的治疗策略,临床上通常参照经典的 SCLC 治疗方案。转化后的 SCLC 在临床和生物行为方面与经典的 SCLC 相似,表现为较强的侵袭性,频繁中枢神经系统转移,对依托泊苷有效但反应性短暂,预后较差。最近的研究显示,*EGFR* 突变的 NSCLC 在发生 SCLC 转化后大部分仍保留原有的 *EGFR* 基因突变,并且在非吸烟者和 *EGFR 19* 缺失者中更为常见,表明转化性 SCLC 可能同时包含来自 *EGFR* 突变 NSCLC 起源和 SCLC 起源的分支进化特征,而不完全是单纯的小细胞癌。同时转化后的 SCLC 表现出对紫杉醇类药物较高的临床有效率,可能源于残留的 NSCLC 克隆成分对紫杉醇类药物的反应较好。本例患者发生 SCLC 转化后接受 EP 方案化疗,最佳疗效为缩小的 SD,转化后的 OS 为 6.5 个月,提示针对转化后的 SCLC,其临床疗效和最佳治疗策略仍有待进一步提高。目前 ICI 联合 EP 方案化疗对转化后的 SCLC 在小样本研究中显示出初步的有效性和安全性,并且可能与肿瘤 PD - L1 表达、*EGFR L858R* 突变和特定基因上调相关,提示在小细胞转化后肿瘤的免疫微环境、基因特征可能影响其化疗或化疗联合免疫治疗的疗效,但最佳的治疗策略和潜在的生物标志物仍有待更大样本量的研究。

(作者:姜岩　点评:陈丽昆)

参考文献

［1］ ZHANG Y, LI X Y, TANG Y, et al. Rapid increase of serum neuron specific enolase level and tachyphylaxis of EGFR-tyrosine kinase inhibitor indicate small cell lung cancer transformation from EGFR positive lung adenocarcinoma［J］? Lung Cancer, 2013, 81（2）: 302 - 305.

［2］ OFFIN M, CHAN J M, TENET M, et al. Concurrent RB1 and TP53 alterations define a subset of EGFR-mutant lung cancers at risk for histologic transformation and inferior clinical outcomes［J］. J Thorac Oncol, 2019, 14(10): 1784 - 1793.

［3］ YIN X, LI Y, WANG H, et al. Small cell lung cancer transformation: from pathogenesis to treatment［J］. Semin Cancer Biol, 2022, 86(Pt 2): 595 - 606.

［4］ WANG S, XIE T, HAO X, et al. Comprehensive analysis of treatment modes and clinical outcomes of small cell lung cancer transformed from epidermal growth factor receptor mutant lung adenocarcinoma［J］. Thorac Cancer, 2021, 12(19): 2585 - 2593.

［5］ MARCOUX N, GETTINGER S N, O'KANE G, et al. EGFR-mutant adenocarcinomas that transform to small-cell lung cancer and other neuroendocrine carcinomas: clinical outcomes［J］. J Clin Oncol, 2019, 37(4): 278 - 285.

［6］ ZHANG C Y, SUN H, SU J W, et al. A potential treatment option for transformed small-cell lung cancer on PD - L1 inhibitor-based combina-tion therapy improved survival［J］. Lung Cancer, 2023, 175: 68 - 78.

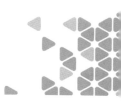

9 局部晚期肺鳞癌新辅助免疫联合化疗后手术的病例

◆ 9.1 病史摘要

── 基本病史 ──

患者,男性,77 岁,因"胸痛 2 周,检查发现左肺占位 1 周"于 2020 年 7 月 28 日入院。2020 年 7 月 27 日外院胸部 CT 和 PET/CT 检查见左肺上叶肿块(11.1 cm×5.1 cm,SUV 15.5),考虑肺癌伴阻塞性炎症可能性大,邻近胸膜不除外受累;纵隔内下段食管前、左肺门多发性结节(大者 2 cm×1.2 cm,SUV 5.8),可疑淋巴结转移;左侧胸膜略增厚伴少量液体密度影,局部 SUV 1.8,不除外转移。左侧脑室内结节影,2.0 cm×1.4 cm,未见异常放射性浓聚,提示局部代谢减低。

── 入院体格检查 ──

左肺呼吸音低,余未见特殊阳性体征。

── 入院后实验室及其他检查 ──

2020 年 7 月 31 日行左肺肿块穿刺活检,病理提示非小细胞癌,倾向鳞癌。PD－L1(22C3 抗体)TPS 40%。基因检测:tTMB 9.86 个/Mb,bTMB 13.98 个/Mb,MSS,无热点驱动基因突变。

全腹部增强 CT 检查未见特殊异常。

头颅双倍剂量增强 MRI 检查(2020 年 8 月 3 日):左侧脑室内环形强化结节(强化壁较光滑、均匀,DWI 信号不高,2.0 cm×1.5 cm×1.3 cm),不除外转移瘤(图 9－1)。SCC 12.2 μg/L,CY211 32.78 ng/mL,NSE 25.9 μg/L。

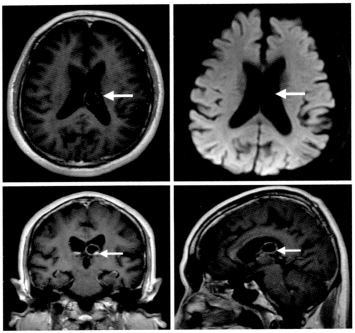

图 9－1 头颅双倍剂量增强 MRI 影像(2020 年 8 月 3 日)
左侧脑室内环形强化结节。

入院后诊疗经过

入院后肺部肿瘤外科、神经外科、放疗科、影像科、PET/CT 科、肿瘤内科 MDT 会诊意见:左侧脑室内结节考虑来源于脉络丛的良性肿瘤可能性大,密切随访;脑脊液中寻找肿瘤细胞;因为胸壁受累,可以先行新辅助治疗 2 周期后复查,评估手术机会。

MDT 讨论后进行了腰椎穿刺检查,脑脊液中未见肿瘤细胞。临床诊断:左肺鳞癌,$cT_4N_2M_0$,ⅢB 期,PD－L1 40％。

2020 年 8 月 21 日和 9 月 15 日给予紫杉醇脂质体 240 mg 静脉滴注 d1＋卡铂 300 mg 静脉滴注 d1＋替雷利珠单抗 200 mg 静脉滴注 d1,q3w。肿瘤标志物降至正常,影像学疗效评价为 PR(图 9-2),左侧脑室内病灶无变化。肺外科再次会诊后考虑有根治性手术机会。10 月 27 日行胸腔镜下左肺上叶肿瘤根治术。术后病理报告示:鳞癌,中分化,未侵及胸膜;可见坏死,泡沫细胞反应,多核巨细胞反应,淋巴细胞浸润;淋巴结 0/20(＋),其中 7 组淋巴结内可见肉芽肿形成。术后分期 $ypT_{2b}N_0M_0$,ⅡA 期。术后 1 月余复查胸部增强 CT 检查示:左肺动脉腔内不规则低密度充盈缺损,局部与肺门软组织分界不清,首先考虑血栓,肿瘤性病变待除外。影像科、肺部肿瘤外科、呼吸科、放疗科、肿瘤内科再次 MDT 会诊,最终意见:左肺动脉充盈缺损更倾向于血栓,给予抗凝治疗;PET/CT 检查除外是否合并肿瘤复发,决定后续是否介入治疗(后续 PET/CT 检查未见明显复发和血栓依据);继续原方案治疗 2 周期。2021 年 3 月行替雷利珠单抗单药维持,截至 2021 年 7 月 31 日,未见肿瘤复发转移,计划替雷利珠单抗使用 1 年。

治疗前
（2020 年 7 月 30 日）

治疗 2 周期后
（2020 年 10 月 23 日）

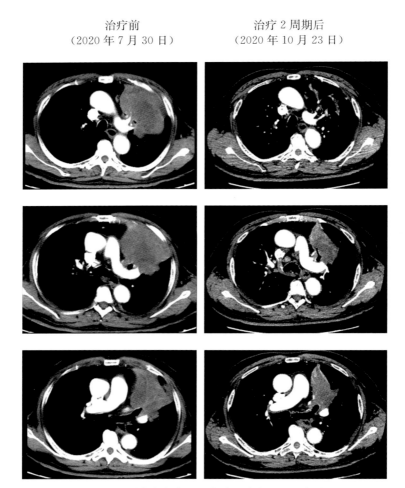

图 9-2　新辅助治疗 2 周期前后胸部 CT 影像对比

9.2　临床特征归纳

（1）患者，男性，77岁，以胸痛起病。

（2）影像学检查见左上肺肿块，头颅 MRI 检查见左侧脑室内结节（经 MDT 会诊，考虑颅内病灶为良性肿瘤可能性大）。

（3）肺穿刺活检病理报告为肺鳞癌，PD-L1 TPS 40%，无热点驱动基因突变。$cT_4N_2M_0$，ⅢB 期。

（4）紫杉醇脂质体＋卡铂＋替雷利珠单抗新辅助治疗 2 周期后评效为 PR，行左肺肺癌根治术。术后分期 $ypT_{2b}N_0M_0$，ⅡA 期。术后原方案治疗 2 周期后，替雷利珠单抗单药维持。

5. 术后无疾病证据状态（no evidence of disease，NED）已＞9 个月。

9.3　诊疗过程讨论

在该患者疾病初始诊断过程中，我们快速明确了病理类型及基因状态，但遇到的第一个难点为疾病分期：颅内病灶是否为转移？此为后续治疗方案抉择的关键点。借助 MDT 会诊的帮助，对颅内病灶性质初步有了判断，即来源于脉络丛的良性肿瘤可能性大。故起病时将分期锁定为 $cT_4N_2M_0$，ⅢB 期。第二个难点为，对于此期的肺鳞癌，是考虑新辅助治疗后手术，还是 Pacific 模式（化疗联合放疗，免疫治疗维持）？

因在 MDT 会诊时,肺外科专家表示该患者在技术上可行手术治疗,若在新辅助治疗的加持下给予缩瘤、降期,将会对手术有更大帮助。

免疫治疗时代关于新辅助治疗较早期肺癌的相关临床研究很多(NEOSTAR、NADIM、CA209 – 159、LCMC3、Sintilimab 等),虽然这些研究大多仅是 Ⅱ 期临床研究[1],但结果显示无论在 MPR 还是 ORR 方面,免疫联合化疗要明显优于各项单纯免疫治疗的研究,而这对于术前缩瘤、降期至关重要。NSCLC 免疫联合化疗新辅助治疗的大型临床研究也在如火如荼地展开,虽然很多结果在 2020 年时还没公布,但在 2020 版 CSCO NSCLC 诊疗指南中提出,即便对初始判断为不可切除的 Ⅲ 期 NSCLC,也有推荐对那些经 MDT 评估后有降期手术可行性的患者,可考虑诱导治疗后手术[2]。故当时的治疗选择也是有循证医学及指南证据支持的。现在多个大型临床试验的结果进一步为当时的治疗选择提供了佐证。

2020 年没有国产 PD – 1 新辅助治疗的明确依据,为取得良好疗效的同时缓解患者的经济压力,我们参考了肺鳞癌晚期一线免疫联合化疗研究——RATIONALE 307 研究[3],国产替雷利珠单抗联合 PC 方案化疗在晚期鳞癌患者上的 Ⅲ 期临床研究。我们看到免疫联合化疗的 ORR 接近 75%,这个有效率在我们众多晚期肺癌 PD – 1 的研究中,是非常可圈可点的。我们为该患者选用了替雷利珠单抗治疗,实践证明患者明显获益。

9.4　专家点评

　　这是一例富于讨论点的局部晚期肺鳞癌病例,在各期 NSCLC 中,Ⅲ期患者介于早期和晚期之前,治疗方式存在差异,需要多学科共同参与、制订方案。合理的治疗首先离不开精准的分期,该病例在遇到第一个分期难题时,积极进行 MDT,颅内病灶最终考虑为良性,分期锁定为ⅢB 期。对于局部晚期 NSCLC,我们的目标是治愈,而免疫治疗带来的潜在治愈力量使得各大临床研究都纷纷将之纳入其中。当传统的手术、放疗、化疗手段被插上了免疫"翅膀",我们更应思考,如何合理地为这部分患者选择个性化的治疗方案,才能最大限度地使其生存得以延长。而该病例的初始治疗方案在当时可谓紧跟新研究进展,新辅助免疫治疗的加入确有跨时代的意义,虽然当时大多为Ⅱ期研究,结合肺鳞癌晚期一线的数据,也预测到了其对 ORR 的提升乃至生存的延长。而今新辅助化疗联合免疫在 NSCLC 的大型Ⅲ期研究中纷纷报捷,也验证了对该患者初始治疗的决策之正确。而关于新辅助治疗,术前需要进行几个周期,由于当时可参考的研究有限,借鉴 2020 年《非小细胞肺癌新辅助免疫治疗专家共识》,建议做 2～4 周期新辅助免疫治疗,每 2 周期评估治疗效果,根据结果制订后续方案。该病例新辅助 2 周期后评估,缩瘤明显,外科考虑可手术,也符合诊疗规范。而后公布的大型Ⅲ期研究中,CHECKMATE-816 研究术前 3 周期、术后辅助化疗可选;NEOTORCH 研究围术期"3＋1＋13"模式;KEYNOTE-671 研究围术期"4＋13"模式;AEGEAN 研究围术期"4+12"模式,也为围术期治疗的模式提供了更高级别的证据[4]。

在术后的插曲中,再次借助 MDT 的力量,排除了局部复发的可能,肺栓塞抗凝治疗有效,后续免疫治疗维持顺理成章,患者获益。在整个诊疗过程中,MDT 贯穿于始终,为关键时期的诊疗决策指明了方向,也成为患者获益的有力保障。

(作者:刘畅　点评:张琳琳)

参考文献

[1] PROVENCIO M, NADAL E, INSA A, et al. Neoadjuvant chemo-immunotherapy for the treatment of stage ⅢA resectable non-small-cell lung cancer (NSCLC): a phase Ⅱ multicenter exploratory study-final data of patients who underwent surgical assessment[R]. ASCO Abstract, 20,198,509.00

[2] 中国临床肿瘤学会指南工作委员会. 中国临床肿瘤学会(CSCO)非小细胞肺癌诊疗指南 2020[M].北京:人民卫生出版社,2020.

[3] WANG J, LU S, YU X, et al. Tislelizumab plus phemotherapy vs chemotherapy alone as first-line treatment for advanced squamous non-small-cell lung cancer: a phase 3 randomized clinical trial[J]. JAMA Oncol, 2021,7(5):709-717.

[4] FUKUDA S, SUDA K, HAMADA A, et al. Recent advances in perioperative immunotherapies in lung cancer[J]. Biomolecules, 2023, 13(9):1377.

10 RET 抑制剂治疗 RET 基因融合的肺鳞癌脑转移

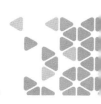

10.1 病史摘要

─ 基本病史 ─

患者,女性,35 岁,因"咳嗽、咳痰 2 周,加重伴胸闷、气促 1 周"于 2020 年 12 月 26 日入院。患者 2 周前无明显诱因下出现咳嗽、咳痰,咳黄痰偶带血丝,院外口服抗生素 1 周后症状加重,咳痰增多,伴胸闷、气促。否认吸烟、饮酒及肿瘤家族史,否认食物、药物过敏史。

─ 入院体格检查 ─

KPS 评分 90 分。左下肺呼吸音稍粗,未闻及干、湿啰音。

─ 入院后实验室及其他检查 ─

2020 年 12 月 28 日头颅增强 MRI 检查示:未见明显占位征象。12 月 30 日 PET/CT 检查示:左肺下叶肺癌伴少许阻塞性炎症,左肺门、纵隔多发性淋巴结转移可能性大。

　　CT 引导下肺穿刺活检病理示:低分化鳞癌,伴坏死。
PD-L1 TPS<1%。组织标本基因检测:$KIF5B-RET$ 基
因融合;TMB:2.9 个突变/Mb。

——入院后诊疗经过——

　　入院完善检查后诊断:左肺鳞癌伴纵隔淋巴结转移,ⅢB
期($cT_3N_2M_0$)。经 MDT 讨论后,2021 年 1 月 1 日行新辅助
免疫治疗联合化疗 1 周期:纳武利尤单抗 340 mg d1+白蛋白
结合型紫杉醇 0.4 g d1+卡铂 0.6 g d1。疗效评价:肿瘤缩小
达 PR(图 10-1)。治疗过程中曾出现免疫性肺炎 2 级和重
度皮疹,停药及激素治疗后好转。3 月 18 日患者诉右侧肢体
乏力伴头痛、头晕。头颅增强 MRI 检查示:左侧额叶占位
(2.0 cm×2.4 cm×3.1 cm),周围脑水肿。3 月 29 日至 4 月 2
日对脑转移灶行脑立体定向放疗(stereotactic radiosurgery,

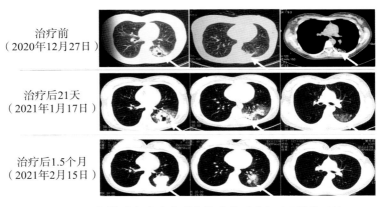

治疗前
(2020年12月27日)

治疗后21天
(2021年1月17日)

治疗后1.5个月
(2021年2月15日)

图 10-1　新辅助免疫治疗联合化疗前后胸部 CT 影像对比

SRS)，DT：40 Gy/5 F。3 月 22 日开始口服 RET 抑制剂塞尔帕替尼 160 mg，每天 2 次。疗效评价为 PR。

2022 年 1 月 14 日经 MDT 讨论后行胸腔镜下左肺下叶节段切除术加纵隔淋巴结清扫术。手术病理报告示：左下肺背段低分化癌（非小细胞癌），部分鳞状分化，肿瘤大小为 2 cm×2.5 cm×1.5 cm，伴坏死，脉管内癌栓，未见确切胸膜侵犯，吻合口切缘未见癌累及。术后继续口服塞尔帕替尼。末次随访时间 2023 年 4 月 28 日，未见明显复发转移。

◈ 10.2　临床特征归纳

（1）患者，女性，35 岁，因"咳嗽、咳痰 2 周，加重伴胸闷、气促 1 周"就诊。

（2）影像检查见左肺下叶占位伴纵隔淋巴结肿大。

（3）病理报告示低分化鳞癌，PD - L1 TPS＜1%，$KIF5B$ - RET 基因融合。诊断：左肺鳞癌，$cT_3N_2M_0$，ⅢB 期。

（4）纳武利尤单抗＋白蛋白结合型紫杉醇＋卡铂治疗 1 周期后获 PR。不良反应为免疫性肺炎 2 级和重度皮疹。PFS 为 3 个月。

（5）二线治疗为脑 SRS 加塞尔帕替尼靶向治疗。疗效评价：肺内 PR，颅内 CR。

（6）靶向治疗 7 个月后肺部肿瘤不再缩小，遂行胸部病灶手术。术后继续靶向治疗。靶向治疗时间＞26 个月。

◆ 10.3 诊疗过程讨论

Ⅲ期 NSCLC 的异质性非常大,预后往往较差,针对这一特殊群体的治疗需要经过 MDT 讨论。该患者是一例潜在可手术的年轻女性。通过新辅助治疗降低肿瘤负荷、获得手术机会是优先考虑的治疗策略。随着免疫药物的出现,越来越多的循证医学证据表明,单纯化疗为患者带来的获益有限,免疫联合化疗是未来新辅助治疗的新标准。

NADIM 研究表明,纳武利尤单抗联合化疗用于 NSCLC 患者的新辅助治疗的主要病理缓解率(MPR)达到 83%,病理完全缓解率(pCR)达 63%[1]。而 CheckMate - 816 研究进一步证实,术前接受纳武利尤单抗联合化疗较新辅助化疗可显著改善 pCR 及中位无事件生存期(EFS)[2]。在此基础上,NADIM Ⅱ 研究结果再次表明新辅助纳武利尤单抗联合化疗提升病理缓解率的结果是一致和可重复的[3]。在意向治疗人群中,新辅助纳武利尤单抗免疫联合化疗组的 pCR 和 MPR 分别为 36.8% 和 52.6%,明显超过新辅助化疗组的 6.9% 和 13.8%。另外,从安全性来看,新辅助纳武利尤单抗联合化疗组和新辅助单独化疗组的整体不良反应发生率为 91.2% 和 89.7%,3～4 级相关不良反应发生率分别为 24.6% 和 10.3%。

结合该患者的家庭经济条件及强烈手术愿望等因素,患者最终采用了纳武利尤单抗联合化疗作为新辅助治疗方案。然而患者在仅仅 1 周期的新辅助免疫联合化疗后就出现了免疫相关性肺炎 2 级和重度药物性皮疹等不良反应,尽管经过对症治疗后患者的不良反应均得到有效控制,但导致后续新辅助治疗未能按时进行。并且,在 3 个月后的复查中发现了脑转移。因此,我们团队针对该病例展开了第 2 次 MDT。考虑到患者脑转移灶是单发寡转移灶,而且局部 SRS 因其治疗疗效显著且不良反应轻,越来越被认可和推崇。另外,基因检测结果发现该患者存在 RET 融合突变。基于 LIBRETTO‐001 研究[4],塞尔帕替尼用于全身治疗失败后的晚期或转移性 RET 基因融合的肺癌患者,疾病控制率高达 77%,总体缓解率达 44%。其中共 80 例患者存在基线脑转移,56% 的患者接受≥1 周期的放疗(14% 为全脑放疗,45% 为 SRS),颅内 ORR 为 82%(其中 23% 患者颅内 CR),颅内 DCR 为 100%。因此,脑转移灶局部 SRS 联合全身靶向治疗是该患者的标准治疗方案。事实证明,该患者经过放疗联合靶向治疗后达到了颅内 CR、肺内 PR 的结果。

为了进一步达到根治的效果,我们进行了第 3 次 MDT 讨论。在靶向治疗 7 个月左右、肿瘤不再缩小的情况下,患者接受了胸腔镜下左肺下叶节段切除术加纵隔淋巴结清扫术,术后继续靶向治疗。至本文成文时疗效评价为 CR,PFS> 26 个月。

本例治疗带来的思考:MDT 应贯穿肿瘤治疗全程,即使是已经转移的晚期 NSCLC 患者依有长期生存的机会。

◆ 10.4　专家点评

这是一例初治Ⅲ期但在新辅助治疗过程中出现脑转移

的低分化肺鳞癌病例。整个治疗过程非常规范,MDT 贯穿始终。对于Ⅲ期潜在可手术的 NSCLC 患者,越来越多的循证医学证据支持新辅助免疫联合化疗作为一种新的标准模式。但是任何新的治疗模式都是一把"双刃剑",疗效和不良反应的博弈在该病例中尽显。患者仅仅接受了 1 周期新辅助免疫联合化疗就达到了 PR,但严重的皮疹导致患者治疗中断。3 个月后复查患者出现了疾病进展(即脑转移)。幸运的是,由于患者的基因检测发现了 *KIF5B - RET* 基因融合,靶向药物联合脑 SRS 又为患者年轻的生命打开了一个新的篇章。

RET 是一种原癌基因,其基因改变最常见的类型为突变(38.6%)和融合(30.7%)。在 NSCLC 中,*RET* 融合的发生率不高,为 1.4%~2.5%,多见于年轻、不吸烟、肿瘤低分化的肺腺癌患者。多中心回顾性研究显示,化疗对 *RET* 融合阳性患者有效。卡博替尼、舒尼替尼、索拉非尼和凡德他尼等多靶点激酶抑制剂的疗效不尽如人意,直至特异性 RET 抑制剂塞尔帕替尼和普拉替尼的出现,才真正开启了 *RET* 融合阳性患者的精准治疗时代。

该病例的另一特色之处在于,患者在脑 SRS 联合塞尔帕替尼治疗达到颅内 CR、肺内 PR 后接受了胸部手术。我们也在不断思考,对于类似年轻、对生活有更高追求的寡转移晚期 NSCLC 患者,当肿瘤控制相对稳定的情况下,手术/放疗等局部治疗是否会让患者的预后更上一层楼。

(作者:聂亮琴 点评:饶创宙)

参考文献

［1］PROVENCIO M, NADAL E, INSA A, et al. Neoadjuvant chemotherapy and nivolumab in resectable non-small-cell lung cancer (NADIM): an open-label, multicentre, single-arm, phase 2 trial［J］. Lancet Oncol, 2020, 21(11): 1413 - 1422.

［2］FORDE P M, SPICER J, LU S, et al. Neoadjuvant nivolumab plus chemotherapy in resectable lung cancer［J］. N Engl J Med, 2022, 386 (21): 1973 - 1985.

［3］PROVENCIO M, SERNA-BLASCO R, NADAL E, et al. Overall survival and biomarker analysis of neoadjuvant nivolumab plus chemotherapy in operable stage Ⅲ A non-small-cell lung cancer (NADIM phase Ⅱ trial)［J］. J Clin Oncol, 2022, 40(25): 2924 - 2933.

［4］SUBBIAH V, GAINOR J F, OXNARD G R, et al. Intracranial efficacy of selpercatinib in RET fusion-positive non-small cell lung cancers on the LIBRETTO - 001 trial［J］. Clin Cancer Res, 2021, 27 (15): 4160 - 4167.

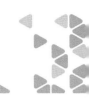

11 并发间质性肺炎的广泛期小细胞肺癌病例

◈ 11.1 病史摘要

基本病史

患者,男性,72 岁,因"干咳伴右侧胸痛 1 个月"于 2020 年 4 月 20 日入院。2020 年 3 月初无明显诱因出现刺激性干咳,伴间断性右侧胸痛,逐渐加重。4 月 14 日至当地医院查胸腹部 CT 示:右肺下叶外基底段肿块,考虑肺癌;隆突下肿大淋巴结,考虑转移(图 11 - 1A)。MRI 检查见腰 3、腰 5 椎体信号异常,考虑转移,余未见明显异常。肿瘤标志物:CEA 9.85 ng/mL,NSE 21.27 ng/mL,胃泌素释放肽前体 98.6 pg/mL。4 月 16 日行超声支气管镜下淋巴结穿刺活检,病理诊断:小细胞癌。

入院体格检查

NRS 3 分,ECOG 1 分。余未见明显异常。

入院后实验室及其他检查

无其他特殊检查。

入院后诊疗经过

结合院外检查结果及病理报告,入院后诊断为:右肺小细胞癌,广泛期(ES-SCLC);继发恶性骨肿瘤。2020年4月23日至7月13日行依托泊苷150 mg d1~3+卡铂0.5 g d1一线治疗4周期。最佳疗效为SD(图11-1B),PFS 3.5个月。2020年8月4日至11月20日入组我院研究者发起的临床研究(ES-SLCL-001)——安罗替尼联合依托泊苷作为ES-SCLC维持治疗:第1阶段,安罗替尼12 mg每天1次d1~14+依托泊苷50 mg每天1次d1~14,q3w,共6周期;2020年12月14日至2021年1月5日进入第2阶段,安罗替尼12 mg每天1次d1~14,q3w,共2周期。其间右肺病灶及隆突下淋巴结转移灶持续缩小,8周期后CT显示肺部病灶几乎不可见(图11-1C),最佳疗效为PR,PFS 5个月。2021年1月21日出现咳嗽伴胸闷、气喘,CT检查示间质性肺炎。立即暂停治疗,给予甲泼尼龙抗炎,咳喘稍有缓解,但在激素减量过程中,咳喘再次加重,患者临床试验出组。1月28日起给予尼达尼布150 mg每天2次抗纤维化治疗。4月6日复查胸腹部CT示:右肺下叶肿块较前增大,纵隔淋巴结较前增大,间质性肺炎较前吸收好转(图11-1D),疗效评价为PD。4月7日至9月21日给予度伐利尤单抗1 000 mg d0+拓泊替康1.8 mg d1~5,共7周期,并同时给予尼达尼布

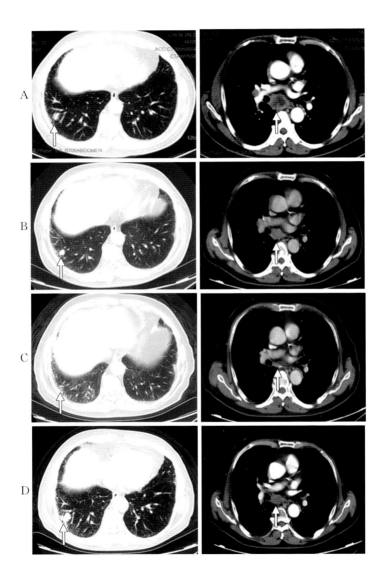

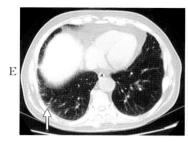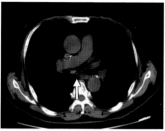

图 11 - 1　治疗前后及抗肿瘤疗效 CT 影像对比

A. 2020 年 4 月 14 日(初诊);B. 2020 年 8 月 2 日(一线治疗 4 周期后);C. 2021 年 1 月 23 日(一线维持治疗 8 周期后);D. 2021 年 4 月 6 日(暂停抗肿瘤治疗,尼达尼布治疗 2.5 个月后);E. 2021 年 9 月 19 日(二线治疗 6 周期后)。

150 mg 每天 2 次抗纤维化治疗。右肺病灶及隆突下淋巴结转移灶持续缩小,6 周期后复查 CT 示原有病灶几乎不可见(图 11 - 1E),最佳疗效为 PR,PFS 5.5 个月。末次随访时间为 2021 年 9 月 21 日。

◆ 11.2　临床特征归纳

(1) 患者,男性,72 岁,以干咳伴右侧胸痛起病。

(2) 病理诊断:ES - SCLC(伴骨转移)。

(3) 一线给予依托泊苷＋卡铂化疗 4 周期后,继以安罗替尼＋依托泊苷 6 周期和安罗替尼 2 周期维持治疗,最佳疗效为 PR,PFS 8.5 个月。

(4) 因并发间质性肺炎暂停抗肿瘤治疗,并给予尼达尼布抗纤维化治疗 2.5 个月,后疾病进展。

(5) 二线给予度伐利尤单抗＋拓泊替康治疗 7 周期,最佳疗效为 PR，PFS 5.5 个月。

◈ 11.3　诊疗过程讨论

　　SCLC 约占所有肺癌的 14%，具有肿瘤倍增时间快、生长指数高、易发生早期转移的生物学特点[1]。SCLC 对放疗和化疗高度敏感。2018 年以前，依托泊苷联合卡铂/顺铂一直是 ES‑SCLC 的标准一线治疗方案。2019 年起，随着 Impower‑133 研究[2]和 CASPIAN 研究[3]结果的公布，以阿替利珠单抗和度伐利尤单抗为代表的免疫抑制剂联合化疗成为 ES‑SCLC 的优选一线治疗，SCLC 也自此跨入免疫治疗时代。

　　本例为一例 ES‑SCLC 伴骨转移的患者。尽管初诊时 2020 NCCN 指南已将免疫抑制剂联合化疗作为 ES‑SCLC 一线治疗的优先推荐，但考虑到经济因素，该患者仍然仅采用经典的依托泊苷联合卡铂（EC）作为一线治疗方案。经 EC 方案一线治疗 4 周期后，疗效评价为 SD。那么在一线治疗稳定的情况下，如何制订后续的维持治疗方案？虽然免疫抑制剂的崛起使 SCLC 的一线治疗取得了一定程度的突破，但在一线的维持治疗方面始终缺乏令人鼓舞的研究数据。江苏省肿瘤医院发起的一项探索安罗替尼联合依托泊苷作为 ES‑SCLC 维持治疗的疗效及安全性的 Ⅱ 期研究（ES‑SCLC‑001）的中期数据展现出显著的生存获益：15 例可评估疗效的患者中，中位 PFS 达到 8.7 个月，ORR 26.7%，疾病控制率 93.3%[4]；而既往维持研究中观察组的中位 PFS 仅为 1.8~4.5 个月。基于以上数据,患者入组该临床试验,共完成 8 个周期一线维持治疗,疗效评价为 PR。

间质性肺炎是肿瘤治疗中经常会遇到的棘手问题,并发间质性肺炎的患者若得不到及时治疗,炎症得不到有效控制,往往不得不面临肿瘤治疗的终止,严重影响临床预后。尼达尼布是一种多靶点小分子 TKI,通过特异性靶向抑制血小板源生长因子受体、血管内皮生长因子受体和成纤维细胞生长因子受体,阻断导致肺纤维化的成纤维细胞下游信号的激活,从而发挥抗肺纤维化作用。该患者在一线维持治疗后并发间质性肺炎,在激素控制不佳的情况下,采用尼达尼布抗纤维化治疗有效遏制了间质性肺炎的发展。并且,考虑到免疫抑制剂可能带来的潜在免疫性肺炎的风险,在采用度伐利尤单抗二线治疗的同时,继续给予尼达尼布保驾治疗。在经过 7 周期的二线治疗后,右肺病灶和纵隔淋巴结转移灶持续缩小至影像学上几乎不可见,间质性肺炎持续好转。

对于初治的 ES-SCLC 患者,有效的药物治疗往往能在短期内迅速控制肿瘤生长。一线治疗后未进展的患者,若不进行后续的维持治疗,多数患者短期内会出现疾病进展,但目前尚无标准一线维持治疗策略。安罗替尼联合依托泊苷在 ES-SCLC 患者的一线维持治疗中初见成效。在目前公布的 ES-SCLC-001 临床研究的中期数据中,mPFS 达到8.7 个月,初步证实了安罗替尼联合依托泊苷一线维持治疗的可行性,期待后续的研究数据为 ES-SCLC 一线维持治疗提供新的思路。

◈ 11.4 专家点评

间质性肺炎是肺癌治疗过程中常见的并发症。本例患者在安罗替尼联合依托泊苷治疗 6 周期后、安罗替尼维持治疗过程中出现不伴发热的咳嗽伴气喘、胸闷,CT 检查证实为间质性肺炎。发生间质性肺炎的原因是否与安罗替尼或依托泊苷有关难以判断。而 ICI 相关的自身免疫性肺炎常也表现为间质性肺炎,有间质性肺炎史的恶性肿瘤患者是否禁忌使用免疫治疗目前尚无统一意见。临床实践中往往在必要时充分告知患者及其家属风险的情况下谨慎使用 ICI。

鉴于该患者虽为 ES-SCLC,实际肺内肿瘤负荷小;化疗及抗血管治疗过程中出现间质性肺炎,引发咳喘,激素减量过程中症状反复但尼达尼布抗纤维化使间质性肺炎有效吸收;患者一线治疗及维持治疗后进展,后续治疗选择中 PD-1/PD-L1 单抗是为数不多的可选药物,在采用度伐利尤单抗治疗的同时,继续给予尼达尼布,二线治疗不但取得了肺部病灶和纵隔淋巴结转移灶达 nCR 的可喜疗效,而且间质性肺炎未再发生。这例合并间质性肺炎的肺癌患者 ICI 联合尼达尼布治疗成功的经验值得其他肿瘤科医生借鉴。

(作者:潘半舟　点评:周鑫莉)

参考文献

［1］SIEGEL R L, MILLER K D, FUCHS H E, et al. Cancer statistics, 2021［J］. CA Cancer J Clin, 2021, 71(1): 7 - 33.

［2］HORN L, MANSFIELD A S, SZCZESNA A, et al. First-line atezolizumab plus chemotherapy in extensive-stage small-cell lung cancer［J］. N Engl J Med, 2018, 379(23): 2220 - 2229.

［3］PAZ-ARES L, DVORKON M, CHEN Y, et al. Durvalumab plus platinum-etoposide versus platinum-etoposide in first-line treatment of extensive-stage small-cell lung cancer (CASPIAN): a randomised, controlled, open-label, phase 3 trial［J］. Lancet, 2019, 394(10212): 1929 - 1939.

［4］SHEN B, WU Y, SHI L, et al. Anlotinib combined with etoposide as maintenance treatment in extensive-stage small cell lung cancer (ES - SCLC): a single-arm, prospective phase II study［J］. Ann Oncol, 2020, 31(4 Suppl): S1040.

12 替雷利珠单抗联合化疗一线治疗肺鳞癌脑转移

◈ 12.1 病史摘要

—— 基本病史 ——

患者，男性，66 岁，身高 165 cm，体重 60 kg，因"发作性意识丧失 2 次"于 2020 年 3 月 19 日入院。2020 年 2 月 26 日门诊头颅 MRI 检查示：左侧额叶异常强化灶，需考虑脑转移瘤（图 12 - 1）。胸部 CT 检查示：右肺上叶肺癌可能，右肺下叶肺门旁肺结节，肺癌可能，纵隔内淋巴结增大（图 12 - 2）。既往有慢性阻塞性肺疾病病史多年。

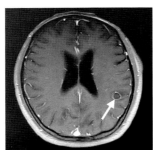
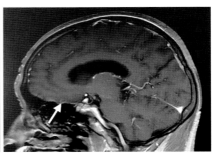

图 12 - 1 头颅 MRI 影像
左侧额叶异常强化灶，需考虑脑转移瘤

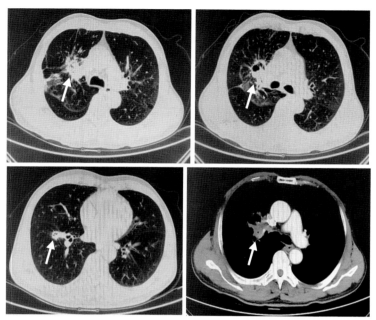

图 12 - 2　胸部 CT 影像

右肺上叶、下叶示厚壁空洞,考虑右肺肺癌伴右上肺阻塞性肺炎改变,纵隔及右肺门淋巴结转移可能大。

入院体格检查

体表面积 $1.65 \, \text{m}^2$,神清,言语流利,四肢活动无障碍。

入院后实验室及其他检查

入院后行纤维支气管镜活检,病理报告示:低分化鳞癌,PD - L1 TPS 5%。基因检测示:*EGFR*、*ALK*、*ROS1* 等驱动基因阴性。诊断:右肺鳞癌,$cT_4N_2M_1$,Ⅳ期,脑转移;慢性阻塞性肺疾病。

入院后诊疗经过

2020年3月22日至9月8日行替雷利珠单抗＋白蛋白结合型紫杉醇＋卡铂治疗6周期。肺部疗效评价为PR,脑部病灶疗效评价为CR。治疗2周期后患者出现免疫性心肌炎G2级,给予暂停免疫治疗2周期,激素治疗后恢复,后再次加用免疫治疗未再出现不良反应。2020年10月开始给予替雷利珠单抗维持治疗。2021年11月底影像学检查见新增肾上腺转移,右侧顶叶脑转移,疗效评价为PD。患者拒绝加用局部治疗。2021年12月2日至2022年5月6日再次行替雷利珠单抗＋白蛋白结合型紫杉醇＋卡铂治疗6周期,疗效评价:肾上腺病灶PR,肺内及颅内病灶SD。后给予"替雷利珠单抗＋安罗替尼"维持治疗,截至2022年8月病情稳定。

12.2 临床特征归纳

（1）患者,男性,66岁,急性发作性意识丧失。

（2）影像学检查见右肺和左脑占位。

（3）活检病理示右肺鳞癌,PD-L1 TPS 5%,驱动基因阴性。

（4）替雷利珠单抗＋白蛋白结合型紫杉醇＋卡铂一线治疗6周期,后以PD-1单抗单药维持治疗,最佳疗效评价:肺部PR,脑部CR。PFS 20个月。

（5）病情进展后用原一线方案治疗6周期后继以替雷利珠单抗＋安罗替尼维持治疗。最佳疗效评价:肾上腺病灶

PR,肺部和脑部病灶 SD。OS 已达 30 个月以上。

（6）免疫治疗初期出现免疫性心肌炎 G2 级,暂停免疫治疗,激素治疗后好转,后再次启用免疫治疗未再出现相关不良反应。

12.3 诊疗过程讨论

该患者初诊时即为晚期不可手术肺鳞癌。KEYNOTE-407 研究开启了肺鳞癌免疫治疗新时代,基于该项研究结果,2020 版 CSCO 指南明确指出,对于晚期无驱动基因突变的肺鳞癌患者一线治疗可选择帕博利珠单抗联合化疗,但该研究纳入的中国患者较少,且当时药物价格昂贵,很多普通家庭难以承担治疗费用。

RATIONALE-307 是中国首个、全球第 2 个成功的肺鳞癌晚期一线免疫治疗Ⅲ期临床研究,旨在评价替雷利珠单抗联合紫杉醇/白蛋白结合型紫杉醇及卡铂用于既往未接受治疗的局部晚期或转移性鳞状 NSCLC 患者的有效性和安全性,研究结果阳性[1]。基于该研究结果,患者一线治疗给予替雷利珠单抗＋白蛋白结合型紫杉醇＋卡铂化疗,治疗后脑部病灶消失,肺部病灶明显缩小。

患者免疫治疗期间出现免疫性心肌炎 G2 级。免疫性心肌炎虽发生率低,但致死率极高,所以早诊断、早治疗尤为重要[2,3]。根据各大权威指南,对该患者立即暂停 PD-1 单抗治疗,激素治疗后心肌酶谱恢复正常,症状改善。该患者疗效显著,且家属治疗意愿积极,根据国内外指南"免疫性心肌炎 1～2 级如果毒性得到充分缓解可以再次挑战免疫治疗"的建议,给予再次挑战免疫治疗。后经密切监测患者心肌酶谱未再出现异常,该患者获益显著,第 1 个 PFS 达到 20 个月之久。

后患者病情进展,新增肾上腺转移,对于 NSCLC 免疫治疗耐药后出现寡进展时,可选择局部治疗,并可继续免疫治疗[4],但该患者拒绝行局部治疗,考虑初始联合化疗有效,启用原方案治疗,仍获得肾上腺病灶 PR,肺部和脑部病灶 SD 的良好疗效。该患者的替雷利珠单抗单药维持时间较短,为更好地控制病情,基于小分子抗血管药物安罗替尼在晚期 NSCLC 的优秀疗效和安全性,且免疫与抗血管有协同增效作用,为该患者选用替雷利珠单抗＋安罗替尼维持治疗。其间多次进行 MDT,仍建议患者肾上腺病灶可考虑放疗。因疫情原因,患者未能行放疗,二线治疗后 8 个月患者病情仍然稳定。

截至成文时,该患者生存时间已超两年半,而且仍然病情稳定,对于晚期肺鳞癌患者来说是非常不错的结果,这其中有很多我们治疗成功的经验,当然也有不足之处。首先对于抗肿瘤方案的制订不是哪个科室单打独斗的,需要多学科参与,对患者病情做全面评估,在每一个三岔路口都需要多方合作,权衡利弊,使患者获益最大化;第二,在诊疗过程中,我们除了要注重疗效评价,更不可忽略不良反应的监测,做到早发现、早治疗,尤其针对可能危及患者生命的严重不良反应,更要做好基线评估筛查,以及全程管理,权衡好患者的治疗获益和风险;第三,加强医患沟通一直贯彻在我们整个治疗全程，需要我们和患者及其家属做好充分沟通，当然也离不开患者及其家属对我们的信任。

12.4　专家点评

本病例诊断明确，分期充分：右肺鳞癌，$cT_4N_2M_1$，Ⅳ期（脑转移）；慢性阻塞性肺疾病；PD‐L1 TPS 5％；基因检测示 *EGFR*、*ALK*、*ROS1* 等驱动基因阴性。

本病例从综合治疗角度看，需要考虑以下几个问题。

（1）一线治疗方案的选择：对于驱动基因阴性的晚期 NSCLC，一线药物治疗的原则是以免疫治疗（PD‐1/L1）为主联合含铂两药的治疗方案。也可根据 PD‐L1 TPS 的表达水平和患者的一般状态（PS 评分）加以选择免疫单药治疗或免疫单药联合化疗。本病例采用替雷利珠单抗联合白蛋白结合型紫杉醇及卡铂化疗，治疗后脑部病灶消失，肺部病灶明显缩小。这无疑是一个成功的结果。

（2）脑转移病灶的局部处理：对于驱动基因阴性的晚期 NSCLC，脑转移放疗的时机主要取决于脑转移病灶的大小、多寡和症状的严重程度。本病例是单个病灶且无症状，可以在全身治疗后，对脑转移病灶进行立体定向放疗。如此，可以延长颅内进展的时间。如果是多病灶，有症状的脑转移，则应该及早给予全脑放疗或局部放疗。

（3）免疫治疗过程中出现免疫相关不良反应，如何处理及免疫治疗再挑战的问题：本病例在一线治疗过程中出现 G2 级免疫性心肌炎，经治疗后症状、影像学好转并继续应用免疫治疗。因此,对于免疫相关的不良反应,治疗原则是:早发现;正确分级;按原则治疗和及时评估激素治疗的疗效;必要时多学科参与诊疗。对于免疫治疗有效的患者,在免疫相关不良反应治疗后,是否再挑战的问题取决于前期免疫治疗的疗效、不良反应分级和激素治疗后是否复发。

(4)一线治疗进展后,如何考虑二线治疗及综合治疗的局部治疗介入:对于驱动基因阴性的晚期 NSCLC,在一线免疫联合化疗治疗后进展,目前标准的二线治疗仍然是单药多西他赛。但目前在探索的方向是:根据一线的 PFS 是否>6个月决定是否再应用免疫治疗,若≥6 个月,可以多西他赛联合 PD‐1/L1 抑制剂;也可以 PD‐1/L1 抑制剂联合小分子抗血管药物;若<6 个月,可以单用多西他赛或联合小分子抗血管药物。对于多线治疗过程中,出现寡残留或寡转移的情况,应根据患者的身体状况、治疗效果和症状,在恰当的时间引入局部治疗(包括局部放疗、局部射频治疗、粒子治疗等),目的是进一步延长 OS 和改善症状。

总的来看,本病例是一个成功的案例,反映了驱动基因阴性的晚期 NSCLC 患者的规范化诊断、治疗和耐药后的全程管理。

（作者:汤娟娟　点评:何志勇）

参考文献

［1］WANG J, LU S, YU X, et al. Tislelizumab plus chemotherapy vs chemotherapy alone as first-line treatment for advanced squamous non-small-cell lung cancer: a phase 3 randomized clinical trial［J］. JAMA Oncol, 2021,7(5):709-717.

［2］HU J R, FLORIDO R, LIPSON E J, et al. Cardiovascular toxicities associated with immune checkpoint inhibitors［J］. Cardiovasc Res, 2019,115(5):854-868.

［3］江淑芬,董畅,刘莹,等.免疫检查点抑制剂相关心血管不良反应的机制、临床表现及管理［J］.中华心血管病杂志,2021,49(4):410-414.

［4］PRELAJ A, PIRCHER C C, MASSA G, et al. Beyond first-line immunotherapy: potential therapeutic strategies based on different pattern progressions: oligo and systemic progression［J］. Cancers (Basel), 2021,13(6):1300-1321.

13 甲状腺转移的 ALK 融合突变晚期肺腺癌

◈ **13.1 病史摘要**

——基本病史——

患者,男性,51 岁,因"咳嗽、咳痰"于 2019 年 6 月 10 日入院。2019 年 5 月外院肺部 CT 检查示:左下肺占位,纵隔淋巴结肿大。既往无肿瘤家族史及吸烟史。

——入院体格检查——

ECOG PS 1 分。

——入院后实验室及其他检查——

胸部 CT 检查示:左肺占位伴纵隔淋巴结肿大,双肺多发性转移结节(图 13 - 1)。腹部 CT、头颅 MRI 及 ECT 检查均未见肿瘤转移。B 超:甲状腺右叶弥漫性病变,转移癌不排除;双侧颈部多发性淋巴结转移(见图 13 - 1)。

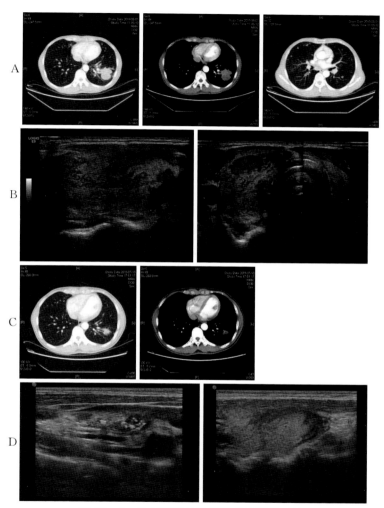

图 13-1 治疗前及抗肿瘤治疗后影像对比

A. 基线胸部原发灶及肺内转移灶。B. 基线甲状腺转移灶。C. 口服克唑替尼 1
个月后复查胸部 CT，左下肺原发灶、肺内多发性转移灶、两侧颈根部、纵隔及两
肺门区多发性转移淋巴结均较前缩小、减少。D. 口服克唑替尼 1 个月后甲状腺
彩超显示甲状腺右叶体积缩小。

—— 入院后诊疗经过 ——

入院后肺穿刺活检病理诊断肺腺癌,基因检测:ALK（＋）。甲状腺穿刺细胞学检查:镜下查见癌细胞,结合临床病史及相关影像学检查,不排除转移性。诊断:左肺腺癌,$cT_4N_3M_{1c}$,ⅣB 期,ALK（＋）。2019 年 6 月下旬起口服克唑替尼。疗效评价为 PR。治疗期间出现肝功能损害,以丙氨酸转氨酶及天门冬氨酸转氨酶升高为主,未达停药标准,予以保肝降酶对症处理后指标恢复正常。2020 年 2 月 14 日头颅 MRI 增强检查显示右侧小脑半球,右侧额、颞顶叶及左侧额叶近大脑镰旁多发性转移瘤。CT 检查示肺部及甲状腺病灶稳定。2020 年 2 月 20 日给予全脑适形调强放疗（6MV - X 线,5F - IGRT,95％PTV 4 000 cGy/20 F/28 d）,继续口服克唑替尼。4 月 13 日胸部 CT 检查见左下肺病灶增大。更换为阿来替尼 600 mg,每天 2 次。疗效评价为 PR。2021 年 3 月 22 日加用胸部调强放疗（95％PTV 42 Gy/12 F/17 d,95％PGTV 48 Gy/12 F/17 d）以更好地控制肿瘤。服用阿来替尼期间未见明显不良反应。截至 2022 年 4 月仍维持在 PR 状态。

◇ **13.2 临床特征归纳**

（1）患者,男性,51 岁,以咳嗽、咳痰起病。

（2）组织病理诊断肺腺癌,ALK 融合基因阳性。

（3）甲状腺穿刺细胞学检查,镜下见癌细胞。

（4）一线克唑替尼治疗 8 个月后因颅内进展,加用放疗,并继续使用克唑替尼 2 个月。PFS 10 个月。

（5）二线阿来替尼，PFS>24 个月。

（6）OS>34 个月。

◆ 13.3 诊疗过程讨论

患者因咳嗽、咳痰就诊，肺穿刺病理明确为肺腺癌、*ALK*（＋），甲状腺转移癌。通过靶向治疗及局部放疗，患者的肺部病灶、颅内转移灶及甲状腺转移灶均控制良好。

ALK 融合基因阳性 NSCLC 的发生率为 3％～7％，东、西方人群发生率没有显著差异。我国人群腺癌 *ALK* 融合基因阳性率为 5.1％。而我国 *EGFR* 和 *KRAS* 均为野生型的腺癌患者中 *ALK* 融合基因的阳性率高达 30％～42％。有研究表明，年龄是 *ALK* 融合基因阳性 NSCLC 的一项显著独立预测因子。基于我国人群的研究发现，在年龄<51 岁的患者中，*ALK* 融合基因阳性的发生率高达 18.5％；也有研究发现，在年龄<40 岁的患者中，*ALK* 融合的发生率近 20％。

对于 *ALK* 融合基因阳性晚期 NSCLC，目前国内获批的药物有克唑替尼、阿来替尼、塞瑞替尼等。在亚洲人群中进行的阿来替尼与克唑替尼头对头比较的 Ⅲ 期临床研究，ALESIA 研究的结果与 ALEX 研究一致，阿来替尼组 PFS 显著延长（中位 PFS，未到达 *vs* 11.1 个月，*HR* = 0.22，*P* < 0.001）；颅内 ORR 阿来替尼组达 94.1％，显著优于克唑替尼组的 28.6％，降低脑转移发生风险 86％（*HR* = 0.14，*P* < 0.0001）[1,2]。基于该研究结果，我国 NMPA 于 2018 年批准

阿来替尼用于 *ALK* 融合基因阳性的局部晚期或转移性 NSCLC。后期 ALESIA 研究更新的阿来替尼一线治疗中位 PFS 为 41.6 个月。该例患者在确诊肺腺癌 *ALK* 突变后根据当时的医保政策及药物可及性选择克唑替尼口服,1 个月后疗效评价 PR。但在 8 个月后出现颅内新发病灶,在给予脑部病灶放疗后患者肺部病灶出现增大,并且肺内出现新发转移灶,考虑疾病进展,更换靶向药阿来替尼。1 个月后评价疗效:肺部病灶缩小,颅内、甲状腺病灶基本消失。阿来替尼再次展示了较为强大的颅内病灶控制力。

肺癌通常极少发生甲状腺转移,有报道甲状腺转移癌在所有甲状腺恶性肿瘤中仅占约 2%,多为肺癌和肾癌转移所致,其次是结直肠癌和乳腺癌[3,4]。转移途径可能与血行转移直接相关。该例患者在疾病诊断初期行甲状腺穿刺查见癌细胞,后期在针对肺癌的治疗过程中甲状腺病灶明显缩小,进一步提示甲状腺病灶为肺癌转移所致。

13.4 专家点评

根据瑞典卡罗林斯卡大学医院 1992—2019 年的资料,1939 例组织病理学诊断为甲状腺恶性肿瘤的外科手术病例中,有 31 例(1.6%,65% 为女性)诊断为甲状腺转移性上皮肿瘤。最常见的原发肿瘤是肾透明细胞癌(36%),其次是NSCLC(19%)、食管癌(16%)、头颈部恶性肿瘤(16%)、恶性黑色素瘤(10%)和未知原发肿瘤(3%)[5]。非甲状腺肿瘤转移到甲状腺罕见,但在既往有非甲状腺恶性肿瘤和甲状腺结节的患者中应考虑到这种可能性。穿刺活检是常用的获得确诊的方法。作为恶性肿瘤全身转移的一部分，原则上以全身治疗为主。本例即采用了以 ALK 融合基因的靶向药物治疗，取得了不错的效果。罕见的情况下可能存在单独的甲状腺转移或者原发肿瘤本身生长缓慢（如肾透明细胞癌等），此时可以考虑切除原发肿瘤和甲状腺的孤立性或数个脏器的寡转移灶，可能对延长患者生存期有帮助。

（作者：田田　点评：梁晓华）

参考文献

[1] PETERS S, CAMIDGE D R, SHAW A T, et al. Alectinib versus crizotinib in untreated ALK-positive non-small-cell lung cancer[J]. N Engl J Med, 2017, 377(9): 829 - 838.

[2] ZHOU C, KIM S W, REUNGWETWATTANA T, et al. Alectinib versus crizotinib in untreated Asian patients with anaplastic lymphoma kinase-positive non-small-cell lung cancer (ALESIA): a randomised phase 3 study[J]. Lancet Respir Med, 2019, 7(5): 437 - 446.

[3] LV Z, BAI X, SHENG Q, et al. A case report of a giant mature teratoma of the thyroid gland in a young girl[J]. Med(Baltimore), 2019, 98(9): e14703 - 14706.

[4] JACKSON G, FINO N, BITTING R L. Clinical characteristics of patients with renal cell carcinoma and metastasis to the thyroid gland [J]. Clin Med Insights Oncol, 2017. PMID: 29242703.

[5] STERGIANOS S, JUHLIN C C, ZEDENIUS J, et al. Metastasis to the thyroid gland: characterization and survival of an institutional series spanning 28 years[J]. Eur J Surg Oncol, 2021, 47(6): 1364 - 1369.

14 阿美替尼一线治疗 EGFR 突变晚期肺腺癌

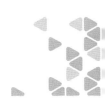

14.1 病史摘要

基本病史

患者,男性,53 岁,因"胸闷、憋气 1 月余,确诊肺腺癌 2 天"于 2020 年 7 月 15 日入院。患者 1 个多月前出现胸闷、憋气,2020 年 7 月 13 日外院胸部 CT 检查示:左肺上叶肺癌并双肺多发性转移瘤,纵隔淋巴结转移,大量心包积液。行纵隔淋巴结穿刺活检,病理报告示:腺癌。心包积液细胞学检查找到腺癌细胞。

入院体格检查

ECOG PS 2 分,双下肺呼吸音低,未闻及明显啰音。

入院后实验室及其他检查

PET/CT 检查示:①左肺上叶团片灶伴 FDG 高代谢,符合恶性肿瘤征象,考虑肺癌;双肺内转移;双侧胸膜转移;双侧肺门、纵隔及腹膜后多发性淋巴结转移;多发性骨转移;双侧冈下肌及右侧腰大肌转移；右侧坐骨肛门窝高代谢结节灶，考虑转移。②心包增厚伴小结节样高代谢灶，考虑转移及合并心包积液；双侧胸腔积液。全身骨显像示：肩胛骨、颈椎、胸椎、骨盆等全身多发性骨转移。颅脑 MRI 示：左侧枕叶异常强化灶，转移瘤不除外；左侧顶叶异常强化灶，考虑脑转移瘤。血 CEA 502.4 μg/mL。*EGFR 19del* 突变；PD-L1 TPS<1%。

入院后诊疗经过

入院后诊断：左肺腺癌并双肺多发性转移、纵隔淋巴结转移、胸膜转移、脑转移、多发性骨转移、恶性心包积液（cT$_4$N$_3$M$_{1c}$，ⅣB 期），*EGFR 19 Del*，PD-L1（−）。2020 年 7 月 25 日开始口服阿美替尼 110 mg，每天 1 次，心包顺铂灌注化疗 1 次，其间定期给予唑来膦酸。局部治疗：2020 年 8 月 4 日开始颈胸椎（颈 7/胸 1~2）及肩胛骨的姑息减症放疗，剂量：95%PTV1 30 Gy/10 F，95%PTV2 30 Gy/10 F。患者胸闷、憋气明显好转，1 个月、3 个月后疗效评价为 PR（图 14-1）。以后每 2~3 个月随访，血 CEA 持续下降至正常，影像学病灶消失，右侧髂骨病损穿刺活检病理未发现恶性肿瘤细胞，疗效评价为 CR。9 月 10 日患者出现发热伴胸闷、憋气加重，胸部 CT 见肺炎表现，考虑放射性肺损伤 2 级，予以激素、抗感染、吸氧、雾化等治疗后明显好转。其后一直服用阿美替尼至 2023 年 5 月，患者自觉"治愈"而停药，直至 2023 年 9 月仍然病情稳定，生活质量如同常人。PFS>38 个月。

治疗前
（2020 年 7 月 16 日）

治疗后 1 个月
（2020 年 8 月 28 日）

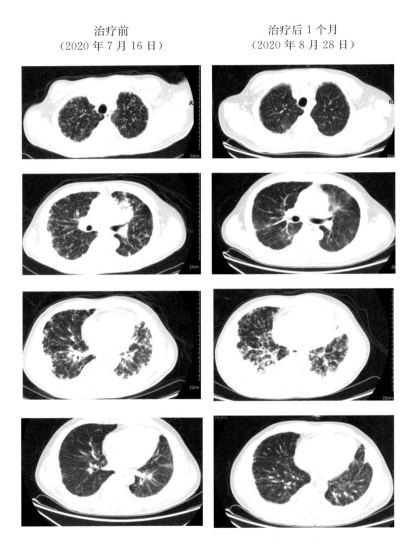

图 14-1　靶向治疗前后胸部 CT 图像疗效评价

❖ 14.2　临床特征归纳

（1）患者，男性，53 岁，以胸闷、憋气起病。

（2）Ⅳ期肺腺癌（脑、骨、胸膜、心包积液等全身多发性转移），肿瘤负荷大。

（3）*EGFR* - *19* 外显子缺失型突变。

（4）ECOG PS 2 分，双下肺呼吸音低。

（5）一线阿美替尼疗效 CR，PS 状况明显改善，PFS 已超过 38 个月，仍持续 CR。

❖ 14.3　诊疗过程讨论

EGFR 基因敏感突变的 NSCLC 治疗的选择：一线可以选择三代/二代/一代 TKI。对于合并脑转移的患者，首选三代 TKI，更应选中国患者数据更多、疗效更好的阿美替尼[1]。*EGFR* 敏感突变患者的全程管理需要综合考量药物疗效、安全性、可及性及价格等因素。联合放疗事半功倍，但应考虑联合治疗的不良反应。

目前为止，患者口服阿美替尼联合局部放疗后已经超过 38 个月，仍然是 CR 状态，而且安全性和耐受性也非常好。该患者是非常幸运的。但是我们也在不断总结和思考，为什么该患者会达到这么好的疗效。该患者是 *EGFR* 19 缺失突变的Ⅳ期肺腺癌，全身多发性转移，肿瘤负荷大，一般状况差，对生活质量的要求高，因此一线治疗选择阿美替尼靶向治疗，并针对脑、骨等局部病灶进行了局部处理。该患者使用阿美替尼一线治疗中没有出现严重的不良反应,耐受性非常好。结合这个病例,我们有一些思考:①治疗前的评估非常重要,正所谓"磨刀不误砍柴工",精准的评估是精准治疗的前提。②对于药物的选择,要选择有特点的,现在有一代、二代、三代药物,但对于一线合并脑转移的患者,要首选三代药物。③全程管理,越是疗效好的患者越应该重视全程管理,对于晚期肺癌患者,不能仅局限于药物的全程管理,也要在合适的时机加入如手术、SBRT、消融等局部治疗,如此才能让患者得到最大的生存获益。另外,该患者将来出现耐药的局面不可避免,也要衡量 ctDNA 在动态监测 TKI 耐药方面的价值。

◈ 14.4 专家点评

本例是 *EGFR 19* 外显子缺失的肺腺癌病例,起病急,病情进展迅速,症状明显。选择不良反应小、耐受性良好而且抗瘤效果好的药物是治疗的重要策略。三代 EGFR-TKI 靶向药物的抑瘤效力大于一、二代药物,PFS 也明显延长,因此三代药物应作为首选。目前上市的几个三代 EGFR-TKI 的分子结构、作用机制等有一定的差异,但均有较好的抑瘤能力,同时对脑转移也有相当好的控制效果。因此,可以根据药物可及性、价格及不良反应的特点进行选择。

需要注意的是,本例在 EGFR-TKI 治疗后影像学表现明显改善的情况下出现发热、胸闷、憋气加重等症状,而且胸部 CT 见肺炎表现,此时的鉴别诊断既需要考虑包括细菌、病毒等病原感染,也要考虑放射性肺炎的可能。急性放射性肺炎发生在放疗后的 1～3 个月,一般没有发热,但偶有体温达到 40℃,临床鉴别有一定难度,需要结合症状、体征、影像学表现和相关实验室检查进行综合判断。如果倾向于放射性肺炎,应该及时给予足量的激素治疗,可以很快改善症状,另外激素的减量需要缓慢[2]。

(作者:王茜   点评:葛蒙晰)

参考文献

[1] LU S, WANG Q, ZHANG G, et al. Efficacy of aumolertinib (HS‐10296) in patients with advanced EGFR T790M + NSCLC: updated post-National Medical Products Administration approval results from the APOLLO registrational trial[J]. J Thorac Oncol, 2022, 17(3): 411‐422.

[2] HANANIA A, MAINWARING W, GHEBREY, et al. Radiation-induced lung injury[J]. Chest, 2019, 156(1): 150‐162.

15 阿美替尼联合贝伐珠单抗治疗 EGFR L858R 突变的肺癌脑转移

15.1 病史摘要

基本病史

患者,女性,45 岁,因"咳嗽 2 个月,发现肺占位 1 个月,喘息 1 周"于 2020 年 9 月 4 日入院。患者于 2020 年 7 月出现刺激性干咳,外院胸部 CT 提示右肺占位,自服中药治疗。8 月患者出现右侧胸、背部疼痛,给予羟考酮对症止痛治疗。9 月患者出现呼吸困难,疼痛加重。

入院体格检查

ECOG PS 1 分,NRS 7 分。神清,喘息貌,双侧锁骨上、腋下、腹股沟区未触及肿大淋巴结。

入院后实验室及其他检查

血常规:白细胞计数 18.19×10^9/L,血红蛋白 74 g/L,血小板计数 421×10^9/L,中性粒细胞 85.8%。肝功能:白蛋白 29 g/L。血气分析:pH 7.42,PaO_2 68.10 mmHg,$PaCO_2$

40 mmHg。肿瘤标志物:CEA 1. 19 ng/mL(0~5),CYFRA 21 - 1 66. 12 ng/mL(0~3. 3),SCC 3. 7 μg/L(0~1. 5),NSE 30. 45 μg/L(0~16. 3),CA125 44. 60 U/mL(0~35)。胸腹部强化 CT 检查(图 15 - 1)示:右肺巨大混杂密度肿块影,跨叶间裂生长;纵隔内多发性淋巴结增大;右侧胸腔积液。基于以上考虑为恶性肿瘤性病变。头颅双倍剂量 MRI 增强检查(图 15 - 1)示:双侧额叶、左侧顶叶、双侧颞叶、双侧小脑半球多发性转移瘤。

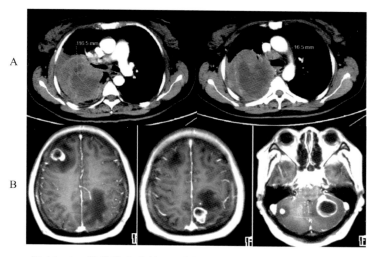

图 15 - 1　基线肺内病灶(A. 胸部 CT)及颅内病灶(B. 脑 MRI)

——入院后诊疗经过——

入院后给予脱水降颅压、激素、止痛、化痰平喘等对症支持治疗。但是 1 周后患者病情急转直下,出现了头晕、恶心、呕吐,并快速进展出现了意识障碍、谵妄。经影像科、神经外科、放疗科 MDT 会诊考虑:①患者左侧小脑半球病灶毗邻延髓,随时有发生枕骨大孔疝,引发呼吸、心搏骤停的风险,病情危重;②可行颅内姑息减症手术,同时取病理,但是手术风险极高;③患者病情重,状态差,随时有猝死风险,无法行放疗及气管镜/肺穿刺活检;④建议患者行血液基因检测寻求一线生机。经沟通患者及其家属拒绝有创检查及治疗,接受血液基因检测。

血液基因检测结果:$EGFR\ L858R$(5.09%)、$EGFR\ T790M$(6.15%)、$TP53\ G245D$(0.1%)。因此,患者临床诊断为右肺肺癌($cT_4N_2M_{1c}$,ⅣB 期),伴有 $EGFR\ L858R$ 敏感突变。于 2020 年 9 月 17 日一线给予阿美替尼 110 mg 每日 1 次 + 贝伐珠单抗 300 mg d1,q3w,方案 1 周期。

用药 1 周后评效:①临床症状明显改善,神志好转,谵妄消失,呼吸困难缓解,癌痛可控,爆发痛次数逐渐减少。②实验室指标明显改善,治疗前白细胞计数最高达 $27.49 \times 10^9/L$,呈现类白血病反应的状态,用药后逐渐降低到正常范围,并且维持稳定;血红蛋白、白蛋白及 PaO_2 在用药后升高且维持稳定。患者的 KPS 评分也从 60 分上升到 80 分。

随后患者于 2020 年 10 月至 2021 年 5 月接受阿美替尼 + 贝伐珠单抗治疗 10 周期。2 周期后复查影像示肺内病灶及颅内病灶均达到 PR,5 周期和 8 周期后评价维持 PR(图 15 - 2)。治疗期间,曾多次动员患者进行活检,但是患者考虑治疗有效,拒绝有创检查。而且,随着肿瘤的缩小也增加了穿刺的难度。

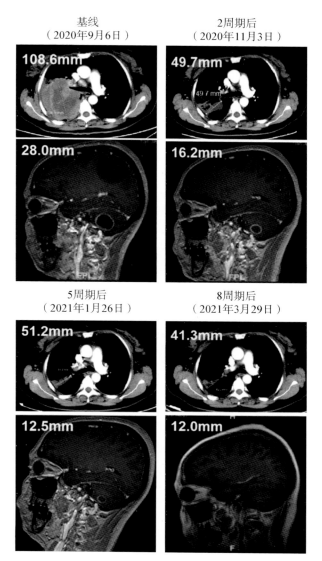

图 15 - 2 肺内及颅内靶病灶变化(2020 年 9 月至 2021 年 3 月)

2021 年 6 月患者 11 周期后疗效评价(图 15-3):肺内病灶增大 14.2%,颅内病灶维持 PR。患者肺内肿块缓慢进展,CT 引导下经皮肺穿刺,病理见肺组织间质显著纤维化伴慢性炎症反应,肺泡上皮增生。2021 年 6~8 月继续原方案治疗 3 周期,8 月(14 周期后)疗效评价(见图 15-3):肺内病灶 PD(增大 32.5%),颅内病灶仍维持 PR,PFS$_1$ 为 11.2 个月。

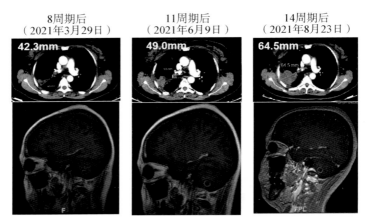

|8周期后
(2021年3月29日)|11周期后
(2021年6月9日)|14周期后
(2021年8月23日)|
|42.3mm|49.0mm|64.5mm|

图 15-3　肺内及颅内靶病灶变化(2021 年 3~8 月)

2021 年 8 月 24 日行第 2 次经皮肺穿刺活检,病理见(肺组织)检材为少许纤维胶原组织和坏死组织。送检穿刺组织标本(暗红色血性液体)基因检测:*EGFR L858R*(35.84%)、*EGFR T790M*(39.18%)、*EGFR L718Q*(11.77%)、*TP53 R175H*(0.52%);TMB 75.0 Muts/Mb;MSI-L。第 2 次血液基因检测:*EGFR L858R*(1.31%)、*EGFR T790M*(1.36%)、*PIK3CA E545K*(0.14%);bTMB 7.81 Muts/Mb;MSI-L。

　　患者二次检测中 *T790M* 突变仍然存在,组织检测中出现 *EGFR L718Q* 突变,针对这 2 个突变位点,我们给予 EGFR‐TKI 二代联合三代模式。2021 年 9 月给予二线阿美替尼 110 mg 每天 1 次+阿法替尼 40 mg 每天 1 次方案治疗,1 个月后疗效评价:肺内病灶 SD,颅内仍维持 PR(见图 15‐4)。2021 年 10 月第 3 次 CT 引导下经皮肺穿刺病理报告示:(右肺肿块 CNB)检材为末梢肺组织,肺泡腔内见胞质浅染的泡沫样细胞。2021 年 10～12 月继续口服阿美替尼+阿法替尼 3 个月。2021 年 12 月疗效评价为 PD:肺内病灶增大 47.5%,颅内病灶增大 41.9%(图 15‐4),新发左侧髂骨前缘转移。同时,患者临床症状再次加重,出现憋气、头晕,癌痛加重。PFS_2 为 4.0 个月。

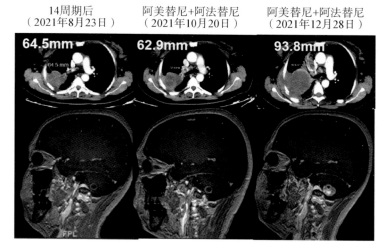

图 15‐4　肺内及颅内靶病灶变化(2021 年 8～12 月)

2022年1月行第4次经皮肺穿刺活检,并且进行了双部位活检,病理报告:(右肺肿块穿刺,近前胸壁和近右侧胸壁)两个部位检材均见纤维组织和坏死物,其中仅见极少量轻度异型细胞团。免疫组化染色示:该类细胞 P63、P40 和 CK5/6 阳性,CK7、TTF-1、NapsinA、CgA、Syn 阴性,Ki-67 index 约 70%,疑为鳞癌。

但是,穿刺标本由于肿瘤细胞较少,质控不合格,无法行基因检测。第3次血液基因检测:*EGFR L858R*(6.31%)、*EGFR T790M*(8.25%)、*EGFR L718Q*(2.35%)、*RAD50 E723fs*(2.43%);bTMB 5.15Muts/Mb;MSS。患者二线靶向治疗后进展,基因检测未见其他驱动基因突变,三线回归免疫联合化疗。2022年2月25日给予三线替雷利珠单抗200 mg d1+白蛋白紫杉醇400 mg d1+卡铂0.45 mg d1,q3w,同时联合全脑放疗,计划放疗10次。治疗期间患者突发左侧肢体无力,头颅 MRI 检查示颅内病灶较前明显进展,伴有大片水肿(图15-5)。患者家属放弃进一步治疗,要求自动出院。

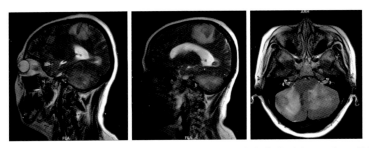

图 15-5 头颅 MRI 平扫示颅内病灶明显进展伴大片水肿(2022年3月)

◈ 15.2　临床特征归纳

（1）患者，女性，45岁，以"刺激性干咳伴气喘"起病。

（2）影像学示右肺占位考虑恶性，伴淋巴结转移、多发性脑转移。

（3）血液基因检测发现 EGFR L858R ＋ T790M 突变。临床诊断：右肺肺癌，$cT_4N_2M_{1c}$，ⅣB 期。

（4）一线治疗方案：阿美替尼＋贝伐珠单抗，最佳疗效为 PR，PFS_1 为 11.2 个月。

（5）二线治疗方案：一线进展后组织基因检测为 EGFR L858R ＋ T790M ＋ L718Q 突变，二线给予 EGFR - TKI 二代药物阿法替尼联合三代药物阿美替尼，最佳疗效为 SD，PFS_2 为 4 个月。

（6）二线治疗进展后再次肺穿刺，病理报告为鳞癌。三线给予替雷利珠单抗＋TC 化疗，联合全脑放疗，治疗期间颅内病灶进展迅速，家属放弃治疗。

◈ 15.3　诊疗过程讨论

患者为 45 岁女性，2020 年 9 月入我科初诊。影像学提示右肺巨大混杂密度占位，伴有淋巴结转移、多发性脑转移、脑水肿。患者呼吸困难，不能平卧，并逐渐出现头晕、恶心、谵妄，病情危重，无法耐受有创检查来明确病理诊断。血液基因检测提示 EGFR L858R ＋ T790M 突变。患者临床诊断右肺肺癌（$cT_4N_2M_{1c}$，ⅣB 期）伴 EGFR 敏感突变。当下的治疗目的是快速缩瘤，缓解症状，挽救患者生命。因此，用药选择主要基于：一是要求药物有较高的 ORR，包括肺内及颅内的缩瘤率；二是要求药物有较长的 PFS，延缓治疗耐药，为后续诊断和治疗赢得时间。

对于Ⅳ期 *EGFR* 突变的 NSCLC，根据 CSCO 及 NCCN 指南，首选 EGFR－TKI 治疗。但患者存在 *T790M* 原发突变，首选三代 EGFR－TKI，当时 2019 版 CSCO 指南中奥希替尼为Ⅱ类推荐（1B 类证据）。同时，国产三代阿美替尼已于 2020 年 3 月获得国家药品监督管理局批准上市，用于既往经 EGFR－TKI 治疗时或治疗后出现疾病进展，并且经检测确认存在 *EGFR T790M* 突变阳性的局部晚期或转移性 NSCLC。2020 年美国癌症研究协会（American Association for Cancer Research，AACR）上 APOLLO 研究数据更新，阿美替尼 ORR 68.9%，DCR 93.4%，中位 PFS 12.3 个月；脑转移患者 ORR 61.5%，颅内 ORR 60.9%[1]。因此，对于 EGFR－TKI，我们大胆选择了阿美替尼，同时为了提高 ORR 和 PFS，也想到了联合用药。2019 版 CSCO 指南基于 JO25567[2]、NEJ026[3] 将厄洛替尼联合贝伐珠单抗列为Ⅱ级推荐（2A 类证据）。基于 NEJ026 研究，厄洛替尼联合贝伐珠单抗的中位 PFS 显著延长（16.9 个月 *vs* 13.3 个月，*HR* = 0.605；95% *CI*：0.417～0.877；*P* = 0.015 73），ORR 72% *vs* 66%[3]。同时 2019 年 ASCO 报道了一项三代奥希替尼联合贝伐珠单抗一线治疗 *EGFR* 敏感突变的晚期 NSCLC 的Ⅱ期研究数据，PFS 为 18.4 个月，但颅内 PFS 未达到，提示该组合对颅内病变疗效显著。同时本科室有一项研究者发起的单臂Ⅱ期临床研究,旨在探索阿美替尼联合贝伐珠单抗一线治疗 *EGFR* 突变阳性 NSCLC 的疗效,尤其是关注脑转移的效果。因此,该患者一线给予阿美替尼＋贝伐珠单抗治疗。患者于 2020 年 9 月 17 日接受第 1 周期治疗,用药 1 周后患者的临床症状及实验室指标明显好转,体力评分也由 60 分提高到 80 分,顺利出院。患者一线最佳疗效为 PR,其间曾行经皮肺穿刺活检,病理阴性。2021 年 8 月疗效评价:肺内 PD,颅内仍维持 PR, PFS_1 为 11.2 个月。目前 AENEAS 研究已经证实了阿美替尼一线治疗 *EGFR* ＋NSCLC 的疗效及安全性,相比吉非替尼,阿美替尼组 PFS(19.3 个月 *vs* 9.9 个月, $HR = 0.46$;95％ CI :0.36～0.60; $P < 0.0001$)及中位缓解持续时间(18.1 个月 *vs* 8.3 个月, $HR = 0.38$;95％ CI :0.28～0.51; $P < 0.0001$)显著延长[4]。

2021 年 8 月一线进展后,再次基因检测,除了 *EGFR L858R* ＋ *T790M* 突变,还有 *L718Q* 突变。*EGFR L718Q/V* 突变占奥希替尼耐药突变的 7.3％～9.7％[5]。体外细胞模型实验表明对于 *L858R/L718V* 突变,阿法替尼的敏感性最高,可能是因为阿法替尼结合方式受到 *L718V* 的阻碍最小[6]。

因此,二线针对 *L718Q* 突变,我们选择了阿法替尼,但是患者 *T790M* 突变未被清除,保留了阿美替尼。最佳疗效为 SD,颅内维持 PR。我们曾多次建议患者完善 PET/CT 指导穿刺部位选择,患者拒绝。2021 年 10 月第 3 次经皮肺穿刺活检,病理仍为阴性。二线用药 4 个月后肺内、颅内病灶均 PD,新发左侧髂骨前缘转移。PFS_2 有 4.0 个月。

患者仍拒绝 PET/CT 检查,再次行经皮肺穿刺活检时吸取既往经验教训,进行了双部位活检,终于在坏死和纤维组织中发现极少异型细胞团,结合免疫组化,考虑为鳞癌,并且双部位穿刺病理结果一致。组织基因检测由于肿瘤细胞较少,质控不合格。血液基因检测为 *EGFR L858R*＋*T790M*＋*L718Q* 突变,未见其他可靶向突变,三线回归免疫联合化疗,同时给予全脑放疗。但患者三线第 1 周期治疗期间突发左侧肢体无力,脑 MRI 检查提示病情进展,患者拒绝进一步诊治,自动出院。

对于该患者的治疗过程,我们有几点思考:①一线阿美替尼联合贝伐珠单抗达到了快速缩瘤,迅速缓解了患者的临床症状,挽救了患者的生命,为后续诊治赢得了机会。但是患者的 PFS_1 仅 11.2 个月,相对较短。我们考虑主要有 3 点原因,一是患者最终病理类型为鳞癌,二是 *EGFR L858R* 突变的疗效要比 *19del* 的差,三是患者初始治疗时体力评分差。②对于病情危重及复杂,无法明确病理类型的患者,血液基因检测可能提供治疗机会,发现耐药突变,且可以动态检测评估疗效及预后,协助临床选择相应的治疗方案。BENEFIT研究基于血液检测到 IV 期肺腺癌患者 *EGFR* 敏感突变给予吉非替尼一线治疗,ORR 为 72.1%(95% *CI*:65.0%～78.5%),中位 PFS 为 9.5 个月(95%*CI*:9.07～11.04 个月)[7]。那么,若无法病理确诊肺恶性肿瘤,依据血液检测是否能指导临床治疗,Challenge 研究给出了答案:血液检测 *EGFR* 突变指导的一线埃克替尼的 ORR 为 52.6%,DCR 为 84.5%,中位 PFS 为 10.3 个月,中位 OS 为 23.2 个月[8]。因此，在无法获取病理诊断时，液体活检的分子诊断也可以作为临床决策制订和精准治疗选择的依据，使得更多患者获得精准治疗的机会。此外，发表于 *eBioMedicine* 的一项基于 NEJ026 的研究数据表明，动态监测外周血 *EGFR* 突变情况可预测 EGFR‐TKI 联合抗血管生成药物的疗效，EGFR‐TKI 联合贝伐珠单抗治疗后血液基因检测未转阴的患者 ORR 最低，PFS 最短[9]。本例患者自始至终血液检测均存在 *EGFR L858R* ＋ *T790M* 突变，但是突变丰度一线治疗后下降，二线进展时再次升高。第 3 次血液检测出现了 *EGFR L718Q* 突变，为三代 EGFR‐TKI 耐药突变之一，提示阿美替尼可能耐药，而阿法替尼治疗效果亦欠佳，针对该靶点的药物急需进一步研发。③对于多次穿刺病理阴性、穿刺困难的患者，如条件允许反复穿刺，可提高阳性率；PET/CT 指导选择穿刺部位可提高阳性率。④患者三线治疗过程中，出现一侧肢体不利，考虑肿瘤进展，行阿美替尼或奥希替尼剂量加倍治疗，但患者拒绝进一步诊治，效果未知。

15.4 专家点评

NSCLC 患者在接受一代 EGFR‐TKI 治疗后，约 60% 的患者会出现外显子 20 的 *T790M* 突变，这是一种体细胞突变，是 EGFR‐TKI 获得性耐药的主要原因。但在 EGFR‐TKI 治疗前的晚期 NSCLC 患者中，传统方法检测 *T790M* 的突变率为 2%～3%，采用敏感度较高的检测方法，可以检测到更高的原发性 *T790M* 突变率，这种 *T790M* 突变属于胚系突变,在携带 *EGFR T790M* 胚系突变的非吸烟女性人群中,肺癌的患病率高达 31%。研究显示 *T790M* 胚系突变是一种弱癌基因突变,与常见 *EGFR* 激活突变如 *L858R* 结合时,两种突变的致癌潜能均大大增强[10]。*T790M* 胚系突变在肺癌患者中的确切发生率存在争议,主要由于研究使用的是甲醛固定的肿瘤组织样本,这类样本中用超高敏感方法检测到的 *T790M* 突变也可能会是甲醛固定带来的假阳性。

存在 *T790M* 胚系突变的患者接受一代 EGFR - TKI 治疗的临床获益较差,而接受三代 TKI 治疗有明显获益,因此既往未接受过 EGFR - TKI 治疗的晚期 NSCLC 患者也可考虑进行 *T790M* 检测。有临床案例报道,携带 *T790M* 胚系突变的女性肺腺癌患者,接受吉非替尼治疗有部分反应。总体来说,携带 *EGFR* 胚系突变的肺癌患者使用 TKI 治疗的疗效比较差,在对 TKI 药物出现耐药后,及时使用以化疗为基础的联合方案(如联合抗血管生成药物和 ICI)可能是比较好的选择。

(作者:杨雪　点评:梁晓华)

参考文献

[1] LU S, WANG Q, ZHANG G J, et al. A multicenter, open-label, single-arm, phase Ⅱ study: the third generation EGFR tyrosine kinase inhibitor almonertinib for pretreated EGFR T790M-positive locally advanced or metastatic non-small cell lung cancer (APOLLO)[J]. In:

Proceedings of the 111th Annual Meeting of the American Association for Cancer Research; 2020 June 22 – 24 [J]. Philadelphia (PA): AACR, 2020. Abstract CT 190.

[2] KATO T, SETO T, NISHIO M, et al. Erlotinib plus bevacizumab phase Ⅱ study in patients with advanced non-small-cell lung cancer (JO25567): updated safety results [J]. Drug Saf, 2018, 41 (2): 229 – 237.

[3] SAITO H, FUKUHARA T, FURUYA N, et al. Erlotinib plus bevacizumab versus erlotinib alone in patients with EGFR-positive advanced non-squamous non-small-cell lung cancer (NEJ026): interim analysis of an open-label, randomised, multicentre, phase 3 trial [J]. Lancet Oncol, 2019, 20(5), 625 – 635.

[4] LU S, DONG X, JIAN H, et al. AENEAS: a randomized phase Ⅲ trial of aumolertinib versus gefitinib as first-line therapy for locally advanced or metastatic non-small-cell lung cancer with EGFR exon 19 deletion or L858R mutations [J]. J Clin Oncol, 2022, 40 (27): 3162 – 3171.

[5] YANG Z, YANG J, CHEN Y, et al. Acquired EGFR L718V mutation as the mechanism for osimertinib resistance in a T790M-negative non-small-cell lung cancer patient [J]. Target Oncol, 2019, 14 (4): 369 – 374.

[6] LIU Y, LI Y, OU Q, et al. Acquired EGFR L718V mutation mediates resistance to osimertinib in non-small cell lung cancer but retains sensitivity to afatinib [J]. Lung Cancer, 2018, 118: 1 – 5.

[7] WANG Z, CHENG Y, AN T, et al. Detection of EGFR mutations in plasma circulating tumour DNA as a selection criterion for first-line gefitinib treatment in patients with advanced lung adenocarcinoma (BENEFIT): a phase 2, single-arm, multicentre clinical trial [J]. Lancet Respir Med, 2018, 6(9): 681 – 690.

[8] XU J, LIU Z, BAI H, et al. Evaluation of clinical outcomes of Icotinib in patients with clinically diagnosed advanced lung cancer with EGFR-sensitizing variants assessed by circulating tumor DNA testing: a phase 2 nonrandomized clinical trial [J]. JAMA Oncol, 2022, 8(9): 1328 – 1332.

[9] FUKUHARA T, SAITO H, FURUYA N, et al. Evaluation of

plasma EGFR mutation as an early predictor of response of erlotinib plus bevacizumab treatment in the NEJ026 study[J]. eBioMedicine, 2020,57:102861.

[10] LIU M, NIU X, LIU H, et al. Germline EGFR mutations in lung cancer (review)[J]. Oncol Lett, 2023,26(1):282-292.

16 放化疗后瘤区血管破裂出血的局部晚期口咽癌

16.1 病史摘要

── 基本病史 ──

患者,男性,64 岁,因"咽喉部疼痛 2 月余"于 2019 年 11 月入院。入院前 2 个多月患者出现咽喉部疼痛,于当地医院取咽部新生物活检,病理报告示:鳞癌(高分化)。为进一步治疗入我院。个人史:吸烟 40 年,约 30 支/天;饮酒 20 年,约 100 mL/d。

── 入院体格检查 ──

KPS 评分 80 分,NRS 评分 2 分。咽后壁可见灰白色新生物。右侧颈部扪及约 2 cm×2 cm 肿块,质韧,与周围组织分界不清,有轻微压痛,活动度差;左侧颈部未扪及明显肿大淋巴结。肺和腹部体格检查阴性。脊柱、四肢、骨盆无明显压痛。

── 入院后实验室及其他检查 ──

入院后电子鼻咽喉镜检查可见鼻咽、口咽、喉咽后壁新生物。胃镜未见肿瘤。口咽及颈部增强 MRI 及 CT 检查见口咽、喉咽腔后壁软组织增多影,右侧颈部Ⅱ区肿大淋巴结,符合肿瘤性病变并淋巴结转移可能。全身骨扫描、胸部增强CT及腹部彩超未见转移征象。诊断:口咽鳞癌 $T_3N_{3b}M_0$,ⅣB期。

入院后诊疗经过

排除化疗禁忌后于 2019 年 11 月 13 日、12 月 6 日行第 1、2 周期 DP 方案化疗。2 周期化疗后患者诉咽喉疼痛较前明显缓解,但因自身原因拒绝进一步治疗,自服中药。再次就诊时间为 2020 年 3 月,主诉"咳嗽、咳痰 1 个多月,咽痛加重伴进食梗阻感 1 个多月"。体格检查见咽后壁新生物范围较前明显扩大,右侧颈部扪及约 3 cm×2 cm 肿块。复查口咽及颈部增强 CT 检查提示肿瘤进展。

患者安静状态下呼吸不畅,于 2020 年 3 月 13 日床旁行气管切开。患者进食差,于 3 月 16 日安置胃管。当地医院给予对症支持治疗后返院行抗肿瘤治疗。2020 年 4 月 1 日、25 日再次行 DP 方案化疗,自诉化疗后症状稳定,精神状态较前好转,体重增加。影像学评估为 SD。6 月 15 日开始行放疗,放疗剂量为 GTVnx 74.2 Gy/35 F/2.12 Gy,GTVnd 69.96 Gy/33 F/2.12 Gy,CTV1 60.06 Gy/33 F/1.82 Gy。并于 6 月 24 日行顺铂 30 mg 同步化疗,出现低白蛋白血症及重度贫血,考虑患者身体情况不能耐受同步放化疗,建议患者同步靶向药物治疗,患者考虑后表示拒绝。2020 年 7 月 28 日于放疗 28 次后行二程放疗定位,提示肿瘤中心坏死明显(图 16 - 1),调整二程放疗计划为将单次分割剂量降低,二程放疗剂量为 GTVnx 14.4 Gy/8 F/1.8 Gy，GTVnd 10.8 Gy/6 F/1.8 Gy，CTV1 9 Gy/5 F/1.8 Gy，无中断。于 7 月 29 日开始二程放疗，30 日患者夜间突发呕血，间断呕血约 1 000 mL，暂停放疗。31 日行左侧颈部血管栓塞手术（图 16 - 2）。患者于 8 月 5 日开始恢复放疗，至 8 月 11 日完成二程 6 次放疗。患者 2020 年 9 月底随访，诉恢复可，进食较前增加，体重增加，后失访。

放疗前 放疗28次后

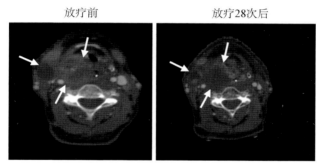

图 16 - 1　放疗前后口咽及颈部增强 CT 影像（示肿瘤中心坏死）

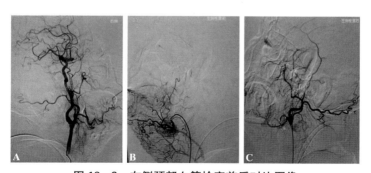

图 16 - 2　左侧颈部血管栓塞前后对比图像

A. 右侧血管造影图像；B. 左侧血管栓塞前造影图像；C. 左侧血管栓塞后造影图像。

16.2　临床特征归纳

（1）患者，男性，64 岁，因"咽喉部疼痛 2 月余"就诊。

（2）咽部新生物活检病理报告示高分化鳞癌，2 周期 DP 方案诱导化疗后，中断治疗 4 个月。

（3）症状复现时再次给予 2 周期 DP 方案化疗，后给予根治性放疗。

（4）放疗过程中影像学见肿瘤中心坏死，下调单次分割剂量。

（5）放疗后期出现大出血，给予血管栓塞处理后完成放疗。

16.3　诊疗过程讨论

患者初诊时为局部晚期口咽癌，第一个需要探讨的点即关于其 N 分期。患者颈部增强 MRI 及 CT 检查均提示右侧 Ⅱ区淋巴结有液化坏死。根据最新研究，考虑有包膜外侵[1]，淋巴结外侵犯（ENE＋），无手术治疗指征。根据国外 NCCN 及国内 CSCO 指南[2,3]，针对该分期的患者，建议选择同步放化疗或诱导化疗后同步放化疗。患者本人对治疗存在犹豫，沟通后选择先行诱导化疗，故行 2 周期 DP 方案标准治疗。化疗后患者症状明显缓解，本拟于当时进行根治性同步放化疗，但患者因自身原因拒绝而选择中药治疗。由于其间中断治疗约 4 个月，再次就诊时患者肿瘤已明显进展，且其一般情况极差，对治疗的耐受性明显降低。考虑患者的身体情况,选择先对症支持治疗以使其一般情况恢复至可允许治疗后再先行 2 周期化疗,且因为原来的 DP 方案可以缓解症状,故没有更换化疗方案。2 周期化疗后患者一般情况有所好转,症状有所缓解,但影像学评价仍为 SD。再次与患者沟通后进行根治性放疗,本拟根据指南行标准的同步放化疗,但患者仅进行了一次剂量的同步化疗后就出现重度贫血及低白蛋白血症,考虑其身体无法耐受,根据 BONNER 研究的结果[4],建议患者放疗同步抗 EGFR 靶向治疗,但由于经济原因患者表示拒绝,仅选择放疗。在放疗期间,密切监测患者的影像学变化,由于出现明显的淋巴结坏死,考虑其存在感染及大出血的风险,我们及时地将放疗的单次分割剂量降低,但患者仍出现了大出血,我们及时地进行了血管栓塞治疗后完成了放疗。后拟行 PET/CT 评估是否有活性肿瘤残留,若有,可对原发灶推量放疗以提高控制率,但患者因经济原因拒绝。考虑患者肿瘤中心坏死明显,仍存在大出血风险,故而未再进行原发灶推量。因患者依从性差,加大了整个治疗的难度,在现有的循证医学证据基础上,我们尽可能地给他争取到了最合适的治疗措施,整个过程中体现了各个相关科室的团结合作,包括肿瘤内科、肿瘤放疗科、介入治疗科等科室,最终给患者争取到一个较好的肿瘤局部控制,体现了团队协作的重要性。

16.4　专家点评

口咽部鳞癌的发生与饮酒和吸烟有关,人乳头瘤病毒

(human papilloma virus，HPV)感染已成为口咽部鳞癌的一个重要危险因素。2017年的AJCC分期系统已经将HPV阳性和HPV阴性的口咽部鳞癌定义为独立的疾病类型[5]，两者具有不同的分子特征、肿瘤特征和预后，前者的预后更好。为了便于临床采用，建议单独使用p16免疫组织化学检测作为HPV状态的替代标志物。英国皇家病理学家学院建议在p16阳性肿瘤中使用二线原位杂交试验来确认HPV状态。按照第8版TNM分期系统会将95％的p16阳性/HPV阴性患者分到较早的分期阶段。HPV状态是p16阳性口咽部鳞癌的独立生存预测因子，与HPV阳性患者相比，HPV阴性患者的死亡风险增加了2倍[6]。AJCC第8版分期系统于2018年实行，因此，对于口咽部鳞癌患者首先应进行p16免疫组织化学的检测，基于p16和HPV的状态来制订治疗方案[6]。

头颈部血管丰富，肿瘤往往会侵及和包绕附近大血管，特别是在经过有效的抗肿瘤治疗(放化疗或免疫治疗)后可能会造成大血管破裂，引起严重甚至危及生命的出血，此时压迫止血往往比较困难，进行相应的血管栓塞介入治疗是非常有效的急救方法。

(作者：李旻珉　点评：梁晓华)

参考文献

[1] CARLTON J A, MAXWELL A W, BAUER L B, et al. Computed

tomography detection of extracapsular spread of squamous cell carcinoma of the head and neck in metastatic cervical lymph nodes[J]. Neuroradiol J, 2017,30(3):222 - 229.

[2] NATIONAL COMPREHENSIVE CANCER NETWORK. NCCN guidelines for head and neck cancer care[EB/OL]. www. nccn. org/ professionals/physician_gls/PDF/head-and-neck. pdf. Version 2.2020.

[3] 中国临床肿瘤学会指南工作委员会. 头颈部肿瘤治疗指南[M]. 北京: 人民卫生出版社,2020.

[4] BONNER J A, HARARI P M, GIRALT J, et al. Radiotherapy plus cetuximab for squamous-cell carcinoma of the head and neck[J]. N Engl J Med, 2006,354(6):567 - 578.

[5] CRAIG S G, ANDERSON L A, SCHACHE A G, et al. Recommendations for determining HPV status in patients with oropharyngeal cancers under TNM8 guidelines: a two-tier approach[J]. Br J Cancer, 2019,120(8):827 - 833.

[6] LECHNER M, LIU J, MASTERSON L, et al. HPV-associated oropharyngeal cancer: epidemiology, molecular biology and clinical management[J]. Nat Rev Clin Oncol, 2022,19(5):306 - 327.

17 铂敏感复发输卵管癌术后多发性转移

17.1 病史摘要

基本病史

患者,女性,62岁,已婚,因"腹部疼痛2个月,加重5天"于2019年5月12日就诊。患者于2019年3月无明显诱因下出现腹部疼痛,呈持续性隐痛。当时疼痛不明显,无其他伴随症状,未予重视。5月初疼痛较前明显加重,呈持续性胀痛。外院彩超检查提示双肾结石,遂就诊于我院泌尿外科。

既往史:2008年7月28日因"左侧输卵管癌"行"全子宫＋双附件切除术"。术后病理报告示:左侧输卵管中分化腺癌,浸润至深肌层。术后化疗2周期(具体用药不详),后因不能耐受化疗反应未按期化疗。

药物过敏史:青霉素(＋)。个人史、家族史无特殊。

入院体格检查

ECOG PS 1分,NRS评分5分。神清,精神可,双侧锁骨上、腋下、腹股沟未触及肿大淋巴结。心肺无异常,全腹部无压痛及反跳痛,双肾区无叩痛,移动性浊音阴性,双下肢无水肿。

入院后实验室及其他检查

CA125 276.9 U/mL。胸腹部 CT 检查示:肝脏、食管下段、肝胃间隙、胰周、腹膜后多发性结节及团块影,考虑转移癌。胃镜(提示糜烂性胃炎)和肠镜(提示慢性结肠炎)均未发现肿瘤性病变。

入院后诊疗经过

因为多发性转移淋巴结的位置穿刺难度大,结合患者病史、肿瘤标志物,考虑左侧输卵管腺癌术后多发性淋巴结转移可能,给予盐酸羟考酮缓释片每 12 小时口服 10 mg 止痛治疗,白蛋白结合型紫杉醇 400 mg+卡铂 0.5 g 静脉滴注化疗。化疗 1 周期后患者腹部胀痛完全缓解,无需服用止痛药。化疗 2、4、6 周期后分别复查胸腹部增强 CT 及肿瘤标志物,至 2019 年 10 月 5 日疗效评价为 PR(图 17-1),CA125 降至正常范围。对残留腹膜后肿大淋巴结予以局部姑息性放疗 DT:56 Gy/28 F。后患者定期复查,疗效评价为持续 PR。

2020 年 8 月 31 日复查腹部 CT 提示:腹膜后放疗野下方新发肿大淋巴结(图 17-2A)。外周血基因检测提示 *BRCA1* 突变,给予奥拉帕利 300 mg 每天 2 次+卡瑞利珠单抗 200 mg 静脉滴注,q3w 联合治疗。2020 年 12 月 8 日病情评估:腹膜后肿大淋巴结较前缩小(图 17-2B),新发左侧颈部肿大淋巴结(图 17-2C)。考虑到肿瘤异质性,继续给予奥拉

化疗前
（2019 年 5 月 15 日）

化疗 6 周期后
（2019 年 10 月 5 日）

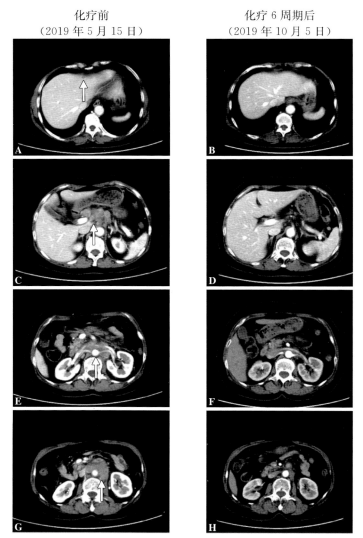

图 17-1 化疗前及 6 周期化疗后肿瘤病灶的 CT 影像

A. 肝转移灶（箭头所示）；B. 肝转移灶在化疗后几乎不可见；C、E、F. 腹膜后淋巴结肿大，融合成团；D、F、H. 化疗后转移灶明显缩小。

帕利联合卡瑞利珠单抗治疗,同时给予左侧颈部肿大淋巴结调强放疗 DT:60 Gy/30 F。2021 年 3 月 30 日病情评估:位于前期放疗野以下部位的腹膜后肿大淋巴结较前稍增大,余肿大淋巴结稳定,左侧颈部肿大淋巴结较前缩小,加用"盐酸安罗替尼胶囊 10 mg 每天 1 次 d1~14 q3w"抗血管生成治疗。2021 年 5 月 19 日疗效评价为 SD。该患者后病情进展于2023 年 1 月死亡,OS 达到 44 个月。

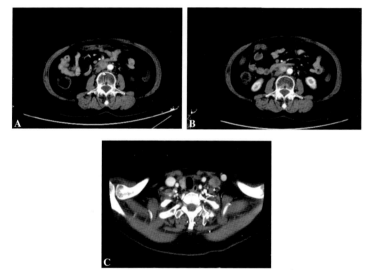

图 17‑2　腹部 CT 提示局部进展

A. 腹膜后放疗野下方新发肿大淋巴结;B. 奥拉帕利联合卡瑞利珠单抗治疗后腹膜后淋巴结缩小;C. 左颈部肿大淋巴结。

◈ 17.2　临床特征归纳

　　(1)患者,女性,62 岁,因"下腹部疼痛 2 个月,加重 5 天"

入院。

（2）11 年前有"左侧输卵管中分化腺癌"手术史。

（3）CA125 明显升高。

（4）腹部 CT 提示肝、腹膜后多发性淋巴结转移。

（5）白蛋白结合型紫杉醇联合卡铂化疗及局部肿大淋巴结放疗后 PR，PFS 15 个月。

（6）进展后基因检测发现胚系 *BRCA1* 突变，更换为奥拉帕利联合卡瑞利珠单抗治疗，同时予以左侧颈部肿大淋巴结局部放疗。部分进展后加用盐酸安罗替尼抗血管生成治疗。

（7）输卵管癌转移后的 OS 达 44 个月。

◈ 17.3 诊疗过程讨论

患者就诊时系腹膜后多发性肿大淋巴结转移，CA125 明显升高，且胃肠镜检查未发现消化道肿瘤，考虑腹膜后肿大淋巴结无法穿刺行活检明确病理，结合患者既往输卵管腺癌病史，考虑左侧输卵管腺癌术后腹膜后多发性淋巴结转移，下一步的治疗如何选择？

输卵管癌属于发病率非常低的妇科肿瘤，早期多无症状，诊断时通常已属晚期，且易误诊。Alvarado-Cabrero 等[1] 回顾性分析了多中心 127 例输卵管癌患者，结果显示分期与患者预后密切相关，Ⅰ期、Ⅱ期、Ⅲ期、Ⅳ期患者的 5 年生存率分别为 62%、16%、7%、0%。手术是治疗输卵管癌的主要方式。由于其生物学行为特性与卵巢癌相似，其治疗原则可参考卵巢癌。Kalampokas 等[2]研究建议 Ic～Ⅳ期输卵管癌患者接受紫杉类联合铂类 6 周期的标准方案化疗。参照 2018 年卵巢癌诊疗规范(铂敏感复发卵巢癌或输卵管癌评估无法手术切除达到满意减瘤的患者,采用铂类为基础的联合化疗)[3],考虑该患者系输卵管癌术后多年,出现腹膜后多发性淋巴结转移,可给予卡铂联合白蛋白结合型紫杉醇(患者糜烂性胃炎,避免溶剂型紫杉醇激素预处理)。6 周期化疗后患者疗效评价为 PR。因为化疗后周围神经毒性反应明显,患者拒绝继续化疗。根据 2018 年卵巢癌诊疗规范(对于局部病灶不能手术切除的如腹膜后及纵隔淋巴结可选择调强放疗)[3],故给予残留腹膜后肿大淋巴结调强放疗。后定期复查,PFS 达 1 年余。

2020 年 8 月 31 日复查腹部 CT 提示 PD。研究证实,奥拉帕利显著延长铂敏感复发卵巢癌患者的中位 PFS 达 8.4 个月,显著降低疾病进展和死亡风险达 65%[4]。SOLO2 研究[5]也显示,对比安慰剂,奥拉帕利显著延长 BRCA 突变铂敏感复发卵巢癌患者的 PFS 达 19.1 个月,降低疾病进展和死亡风险达 70%。MEDIOLA 研究显示免疫治疗联合奥拉帕利治疗 BRCA 突变铂敏感复发卵巢癌,ORR 达 12 个月,mPFS 达 11.1 个月[6]。根据 2020 NCCN 指南、ESMO 指南、中华医学会妇科肿瘤学分会指南,对该患者给予奥拉帕利联合卡瑞利珠单抗免疫治疗。2020 年 11 月 4 日疗效评价为 PR。2020 年 12 月 8 日出现左侧颈部肿块,余病灶稳定,考虑肿瘤异质性。根据 2018 年卵巢癌诊疗规范(对于局部病灶不能手术切除的如腹膜后及纵隔淋巴结可选择调强放疗),故给予左侧颈部肿大淋巴结调强放疗。2021 年 3 月 30 日评估颈部淋巴结明显缩小,腹膜后肿大淋巴结较前进展。盐酸安罗替尼联合化疗、免疫治疗已在卵巢癌治疗方面取得了多项成果,延长了患者的 mPFS,故在原有奥拉帕利联合免疫治疗的基础上加用了盐酸安罗替尼抗血管生成治疗。2021 年 5 月 19 日疗效评价为 SD。患者后来病情出现进展,至 2023 年 1 月 OS 达 3 年余。患者在多线治疗中获益明显。

本例病例带来的思考:在治疗过程中存在不足,即一线姑息治疗方案中未尝试化疗联合贝伐珠单抗;另外,后期在左侧颈部出现肿大淋巴结时,未进一步行活检术明确病理是否符合输卵管癌转移的诊断。但值得肯定的是,除按指南推荐进行治疗外,患者对免疫联合抗血管生成治疗的耐受性好,是晚期肿瘤患者的一种很好的治疗选择。

◈ 17.4 专家点评

晚期输卵管癌复发中位时间为 16 个月。PFS 或"无铂间期"可作为预测后续化疗敏感度和患者预后的指标。无治疗间期<6 个月者属于铂耐药,复发时通常使用无铂方案进行治疗;无治疗间期≥6 个月者属于铂敏感,复发时通常使用含铂方案进行治疗。

ICON4 研究证实,铂敏感复发患者使用卡铂联合紫杉醇方案与单用卡铂相比,OS 和 RFS 更佳。OCEAN 研究表明,与卡铂+吉西他滨相比,卡铂+吉西他滨+贝伐珠单抗可改善铂敏感复发患者的无复发生存期。

多个研究证明,初始治疗和铂敏感复发的卵巢癌患者在治疗获得缓解后用 PARP 抑制剂维持治疗可以明显延长PFS。SOLO1、PRIMA、PAOLA‐1、VELIA 等研究均显示了 PARP 抑制剂在一线维持治疗中的作用。已有高级别证据支持铂敏感复发性上皮性卵巢癌、输卵管癌或原发性腹膜癌患者在含铂化疗缓解后可使用 PARP 抑制剂作为维持治疗,以及部分复发患者将 PARP 抑制剂用于治疗。携带 *BRCA* 突变(体系和胚系)患者获益最大。奥拉帕利对铂耐药复发的缓解率为 34%,中位无复发生存期为 7.9 个月。

输卵管癌尽管少见,但是治疗原则基本参照上皮性卵巢癌的治疗方法,包括对部分患者行减瘤手术、化疗、抗血管生成药物、放疗等,鼓励有机会者加入临床试验。

（作者：夏明林　点评：梁晓华）

参考文献

［1］ ALVARADO-CABRERO I，STOLNICU S，KIYOKAWA T，et al. Carcinoma of the fallopian tube：results of a multi-institutional retrospective analysis of 127 patients with evaluation of staging and prognostic factors［J］. Ann Diagn Pathol，2013，17(2)：159‐164.

［2］ KALAMPOKAS E，KALAMPOKAS T，TOUROUNTOUS I. Primary fallopian tube carcinoma［J］. Eur J Obstet Gynecol Reprod Biol，2013，169(2)：155‐161.

［3］ 中华人民共和国国家卫生健康委员会. 卵巢癌诊疗规范(2018 年版)［J］.肿瘤综合治疗电子杂志，2019，5(2)：87‐96.

［4］ LEDERMANN J, HARTER P, GOURLEY C, et al. Olaparib maintenance therapy in platinum-sensitive relapsed ovarian cancer［J］. N Engl J Med, 2012,366(15):1382－1392.

［5］ PUJADE-LAURAINE E, LEDERMANN J A, SELLE F, et al. Olaparib tablets as maintenance therapy in patients with platinum-sensitive, relapsed ovarian cancer and a BRCA1/2 mutation (SOLO2/ENGOT－Ov21): a double-blind, randomised, placebo-controlled, phase 3 trial［J］. Lancet Oncol, 2017,18(9):1274－1284.

［6］ DOMCHEK S M, POSTEL-VINAY S, IM S A, et al. Olaparib and durvalumab in patients with germline BRCA-mutated metastatic breast cancer (MEDIOLA): an open-label, multicentre, phase 1/2, basket study［J］. Lancet Oncol, 2020,21(9):1155－1164.

18 免疫联合抗血管生成药物治疗三线治疗失败的晚期乳腺癌

18.1 病史摘要

——— 基本病史 ———

患者,女性,53 岁。母亲曾患肺癌,月经史及婚育史无特殊。2014 年 3 月 14 日因"发现右乳肿块"于宁波市第二医院行"右乳乳腺癌保乳术(右乳乳腺肿瘤扩大切除＋右侧腋下前哨淋巴结活检术＋右腋下淋巴结清扫术)"。术后病理报告示:①(右乳)乳腺浸润性导管癌,Ⅱ级,肿块大小 2 cm×1.5 cm×1.3 cm,脉管内见瘤栓;送检标本示"上、下、内、外、基底、皮肤"切缘均未见肿瘤累及。②右腋下前哨淋巴结 1/4 枚见癌转移。③右腋下淋巴结 1/18 枚见癌转移。免疫组化:AR(＋)、BRCA1(－)、CK5/6(－)、CD34(－)、D2 - 40(－)、ER(＋＋,70%)、E - Cadherin(＋)、GCDFP - 15(－)、Ki - 67(＋)50%、Mammaglobin(＋)、PR(－)、P53(＋)、P120(＋)、TOPO - Ⅱ(＋)、HER2(－)。术后患者接受 EC - T 方案化疗,前 4 周期为"表柔比星 160 mg＋环磷酰胺 1.0 g d1 q3w",5～8 周期为"多西他赛 180 mg d1 q3w"。后患者于 2014 年 11～12 月接受辅助放疗:全乳 50 Gy,局部瘤床加量至 60 Gy。

2014 年 10 月至 2019 年 10 月接受他莫昔芬加卵巢功能抑制内分泌治疗。2018 年 10 月患者无明显诱因下出现右足部间断性疼痛,患者未在意,予以理疗治疗。1 年间疼痛时有加重,并出现全身多处酸痛。

2019 年 10 月 PET/CT 检查示:①右乳乳腺癌保乳术后改变,全身多发性骨转移;②肝 S2 段可疑稍低密度灶伴 FDG 代谢局部增高,转移瘤待排,建议 MRI 增强检查。

入院体格检查

ECOG PS 3 分,坐轮椅入院,神清。双侧锁骨上、腋下、腹股沟未触及肿大淋巴结。身高 168cm,体重 58kg。疼痛评分 NRS 4~6 分。

入院后诊疗经过

考虑到患者内分泌治疗后进展,且 ER 表达强阳性,遂采取哌柏西利加氟维司群联合治疗控制全身病灶进展。全身多处骨转移,采用双膦酸盐治疗护骨。NRS 评分 4~6 分,予以盐酸羟考酮镇痛。约 6 个月后行全面复查,2020 年 5 月 31 日患者上腹部 MR 平扫加增强检查(图 18-1):肝内多发性转移瘤,部分较前增大;后腹膜区散在小淋巴结与前相仿。疗效评价为 PD;ECOG 评分 2 分(可拄拐行走)。

患者病情较前再次进展,考虑乳腺肿瘤存在较高肿瘤异质性,遂患者至某省级中医院行肝内肿块穿刺术。术后肝脏肿块穿刺标本病理结果为:恶性肿瘤。结合临床及免疫组化

2020 年 5 月 31 日

2020 年 9 月 24 日

2020 年 12 月 2 日

2021 年 1 月 15 日

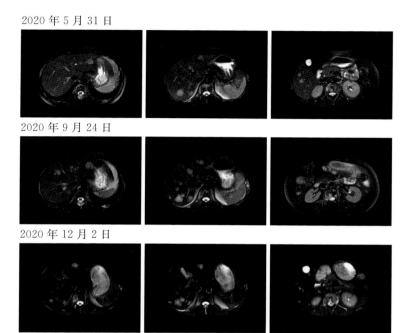

图 18‑1　上腹部 MR 平扫加增强检查

结果符合乳腺浸润性导管癌转移。癌组织免疫组化染色结果:P53(5％＋)、Ki‑67(30％＋)、ER(－)、PR(50％1＋)、HER2(1＋)、AR(90％2＋)、P120(膜＋)、Hep(－)、CK19(＋)、Villin(－)、PAX‑8(部分＋)、TTF‑1(－)、CDX‑2(－)、GATA‑3(＋)。

患者于 2020 年 7 月 22 日开始接受晚期二线"白蛋白紫杉醇＋卡铂方案"治疗,行卡铂化疗 2 分钟后,患者出现面色潮红、胸闷、气急、呼吸不畅,考虑为卡铂过敏,紧急予以地塞米松加葡萄糖酸钙等对症抗过敏处理,后症状缓解。23 日改卡铂为顺铂化疗。8 月 11 日、9 月 4 日再次行"白蛋白紫杉醇＋顺铂"化疗 2 疗程。化疗后患者均出现Ⅲ度白细胞减低,给予减量 25％化疗。2020 年 9 月 24 日上腹部 MR 平扫加增强,对比 5 月 31 日片(见图 18 - 1):肝内多发性转移瘤,部分较前增大;后腹膜区散在小淋巴结与前相仿。2020 年 10 月患者诉头晕、头痛,颅脑 MR 平扫加增强提示:左侧顶叶和右侧小脑转移性肿瘤,脑白质变性(Fazekas 1 级)(图 18 - 2)。疗效评价为 PD。

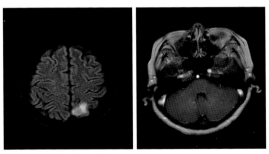

图 18 - 2 颅脑 MR 平扫加增强影像(2020 年 10 月)

患者于 2020 年 10～11 月接受局部放疗:全脑＋局部推量,全脑 95％ PTV 为 36 Gy/18 Fx,局部肿瘤加量 14 Gy/7 fx。全身治疗:卡培他滨 1.5 g q12 h d1～14 口服,2 疗程后再评估。2020 年 12 月 2 日上腹部 MR 平扫加增强,对比 9 月 24 日片(见图 18 - 1):肝内多发性转移瘤,较前增多增大;后腹膜散在小淋巴结与前相仿。病情较前再次进展,并于治疗过程中出现中重度贫血(血红蛋白 60～80 g/L),持续升血红蛋白治疗,暂停全身化疗。

2021 年 1 月 15 日上腹部 MR 平扫加增强检查,对比 2020 年 12 月 2 日片(见图 18-1):肝内多发性转移瘤较前增多、增大;后腹膜区散在小淋巴结与前相仿;左侧肾上腺占位,考虑转移。疗效评价为 PD。ECOG 评分 4 分(卧床不起)。

患者此时存在中重度贫血,ECOG 评分上升至 4 分,且前几疗程化疗并未取得满意效果。因此,患者下一步治疗需兼顾疗效和安全性,方能为患者带来新的转机。结合循证医学证据及药物特性、可及性,下一步治疗模式考虑"免疫联合抗血管生成药物"。2021 年 1 月 21 日起患者接受"信迪利单抗 200 mg 静脉滴注 q3w"＋"安罗替尼 8 mg d1～14 口服 q3w",过程顺利。患者 2021 年 3 月 30 日行上腹部 MR 平扫加增强,对比 2021 年 1 月 15 日片:肝内多发性转移瘤较前缩小;左侧肾上腺占位,较前缩小。疗效评价为 PR。ECOG 评分 2 分(可拄拐行走)。患者的 CEA、CA125、CA199 等肿瘤标志物水平在接受信迪利单抗联合安罗替尼治疗后迅速下降,随后保持稳定。

患者四线治疗的 PFS 尚未达到,至末次随访,患者病灶仍处于缓解状态,PFS 已超过 14 个月。

18.2 临床特征归纳

(1) 患者,女性,53 岁。

（2）乳腺癌术后 5 年余，术后病理诊断（右乳）乳腺浸润性导管癌 Ⅱ 级，ER（＋＋，70％）、PR（－）、HER2（－），$pT_1N_1M_0$，ⅡA 期；术后辅助化疗 EC×4－T×4。

（3）全身骨痛 1 年余，肝内转移灶穿刺病理报告示：Ki－67（30％＋）、ER（－）、PR（50％1＋）、HER2（1＋）。

（4）全身骨痛，初始 NRS 4～6 分。

（5）先后经历一线强化内分泌治疗（哌柏西利联合氟维司群）、二线（白蛋白紫杉醇联合顺铂）、三线（卡培他滨）化疗，肝转移灶并未明显退缩，反而不断进展。

（6）四线治疗：信迪利单抗联合安罗替尼，肝内肿块明显控制，PFS＞14 个月。

◈ 18.3　诊疗过程讨论

本病例首诊时为一例 Luminal B 型（HER2 阴性）早期乳腺癌，在接受根治性手术、辅助放化疗及 5 年辅助内分泌的标准治疗后，随即出现复发转移，肝转移灶分子病理转变为类似于三阴性的类型。患者经历了一线强化内分泌治疗（哌柏西利联合氟维司群），二线（白蛋白紫杉醇联合顺铂），三线（卡培他滨）化疗后，肝转移灶并未明显退缩，反而不断进展。考虑到患者体力状况不佳，且存在中重度贫血，下一步需选择一种疗效与安全性并重的治疗方案。

血管生成在肿瘤生长及侵袭过程中扮演了重要角色。已有研究表明，抗血管生成药物贝伐珠单抗单用或联合化疗药物，对转移性乳腺癌有一定疗效[1]；其他小分子酪氨酸激酶抑制剂（TKI），如索拉非尼、舒尼替尼等，也在乳腺癌领域进行了探索。然而，索拉非尼单独使用并不能改善乳腺癌患者的 PFS，而舒尼替尼的不良反应限制了其在乳腺癌中的应用[2-4]。一项探讨安罗替尼对接受过化疗及内分泌治疗的 HR 阳性/HER2 阴性或发生转移的三阴性乳腺癌患者的有效性及安全性研究显示：三阴性乳腺癌患者队列 ORR 为 10.0%（95% CI：0.25～44.50），疾病控制率（DCR）为 70.0%（95% CI：34.75～93.33）[5]。因此，安罗替尼对既往经过治疗的转移性 HER2 阴性乳腺癌患者表现出客观疗效，毒性可耐受。

同时，三阴性乳腺癌相比其他亚型乳腺癌周围浸润淋巴细胞比较丰富，为 ICI 的应用提供了免疫微环境基础；且肿瘤突变负荷相对比较大，为机体免疫细胞的识别提供抗原基础；三阴性乳腺癌 PD‑L1 表达比较高，为 ICI 的应用提供了很好的靶点基础。而这两种药物的联合模式在三阴性乳腺癌动物模型基础研究及临床研究中均展示出了抗血管生成药物能够增强 PD‑1 抑制剂抑制肿瘤的作用并提高其敏感性[6]，在连续给药组的患者中，ORR 为 43.3%，DCR 为 63.3%，中位 PFS 达到 3.7 个月。

因此，抗血管生成药物联合免疫治疗已经在三阴性乳腺癌的治疗中展现了应用前景，该治疗模式也在 NSCLC、结直肠癌、肝癌、宫颈癌等瘤种的治疗中展现出了临床获益和应用价值。依据循证医学证据及患者充分知情后，该患者应用了安罗替尼联合信迪利单抗的治疗方案，治疗后肝转移灶、左侧肾上腺占位均较前显著缩小，疗效评价达 PR，且体力状态显著改善,一举扭转了多次化疗无效的治疗"颓势",为患者重新迎来了生命的曙光。目前一项安罗替尼＋信迪利单抗＋节拍化疗治疗三阴性乳腺癌患者的临床试验也在进行中,有望解决更多临床问题,为更多我国三阴性乳腺癌患者带来获益。

18.4 专家点评

本病例的乳腺癌原发灶与肝转移灶存在肿瘤异质性,在复发转移的过程中发生了 ER、PR 表达丢失,在这种临床背景下,对晚期疾病中进展的肿瘤部位应尽可能进行生物学重新评估,对指导后续治疗方案的选择至关重要。

乳腺癌一、二线治疗应当严格依据指南,使患者获得最大生存获益;后线治疗需结合临床实践,谨慎用药,或进一步参与临床试验。免疫治疗联合抗血管靶向治疗的治疗模式,可能使泛瘤种患者获得生存获益。

（作者:陈挺 点评:饶创宙）

参考文献

［1］MILLER K, WANG M, GRALOW J, et al. Paclitaxel plus bevacizumab versus paclitaxel alone for metastatic breast cancer[J]. N Engl J Med, 2007,357(26):2666-2676.

［2］MORENO-ASPITIA A, MORTON R F, HILLMAN D W, et al.

Phase II trial of sorafenib in patients with metastatic breast cancer previously exposed to anthracyclines or taxanes: North Central Cancer Treatment Group and Mayo Clinic Trial N0336 [J]. J Clin Oncol, 2009, 27(1):11 - 15.

[3] BURSTEIN H J, ELIAS A D, RUGO H S, et al. Phase II study of sunitinib malate, an oral multitargeted tyrosine kinase inhibitor, in patients with metastatic breast cancer previously treated with an anthracycline and a taxane [J]. J Clin Oncol, 2008, 26(11): 1810 - 1816.

[4] HU X, ZHANG J, XU B, et al. Multicenter phase II study of apatinib, a novel VEGFR inhibitor in heavily pretreated patients with metastatic triple-negative breast cancer [J]. Int J Cancer, 2014, 135 (8):1961 - 1969.

[5] HU N, SI Y, YUE J, et al. Anlotinib has good efficacy and low toxicity: a phase II study of anlotinib in pre-treated HER - 2 negative metastatic breast cancer [J]. Cancer biol med, 2021, 18(3):849 - 859.

[6] LIU J, LIU Q, LI Y, et al. Efficacy and safety of camrelizumab combined with apatinib in advanced triple-negative breast cancer: an open-label phase II trial [J]. J Immunother Cancer, 2020, 8 (1):e000696.

19 HER2阳性晚期乳腺癌的诊治

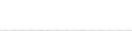

19.1 病史摘要

——基本病史——

患者,女性,45岁,因"左乳肿块缓慢增大2年余"起病。2018年无明显诱因下自查发现左乳腺肿物,质硬,未予重视,后肿物逐渐增大,并出现乳头凹陷,乳房溃烂,周围见脓性分泌物渗出。2020年2月26日门诊B超检查提示左乳腺低回声结节(BI-RADS 4类),左乳腺体结构紊乱、软组织增厚,双侧腋窝淋巴结肿大。月经史、婚育史、家族史无特殊。

——入院体格检查——

ECOG PS 1,NRS 2分。左乳房皮肤呈"橘皮样"改变,内上象限可扪及一大小约4 cm×4.5 cm不规则肿块,肿块表面粗糙、质硬、压痛明显、活动度差。乳头凹陷,无溢液,乳晕周可见少许脓性液渗出,左腋窝可触及大小约2 cm×1 cm肿大淋巴结,质硬、活动可;右乳及右侧腋窝未触及异常。

─ 入院后实验室及其他检查 ─

胸腹部 CT 检查示：左乳乳腺癌，双侧腋窝多发性淋巴结转移；右肺多发性实性小结节。腹部 CT 检查未见明显异常。乳腺 MRI 检查（图 19-1）：左乳弥漫性病变，考虑乳腺癌，BI-RADS 4C 级；双侧腋窝淋巴结肿大。

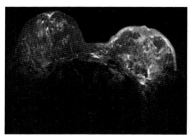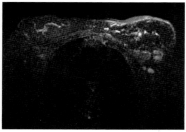

图 19-1　乳腺 MRI 影像

可见左乳弥漫性病变、局部高密度结节。

2020 年 3 月 12 日行左乳皮肤活检术加双侧腋窝淋巴结穿刺活检。病理报告示：（左乳皮肤结节）转移性/浸润性乳腺浸润癌。淋巴结：转移性乳腺浸润癌。免疫组化：ER（－）、PR（－）、HER2（3＋）、Ki-67（＋，15％）。

─ 入院后诊疗经过 ─

患者确诊为左乳乳腺癌，$cT_{4b}N_1M_1$，IV 期，HER2 阳性，HR 阴性。2020 年 3 月 26 日 MDT 会诊意见：虽然左乳腺癌双侧腋窝淋巴结转移，但仍存在潜在根治性手术机会，建议先行新辅助治疗。3 月 27 日至 7 月 15 日完成 6 周期 TCbHP（多西他赛＋卡铂＋曲妥珠单抗＋帕妥珠单抗）治疗，疗效评价为 PR。

2020 年 7 月 24 日第 2 次 MDT 会诊建议：手术切除原发病灶，术后行辅助放疗，持续抗 HER2 治疗。7 月 28 日行左乳癌改良根治术，双侧腋窝淋巴结清扫术。病理报告示：（右腋窝）淋巴结 0/22＋。（左乳及左腋窝淋巴结）未见癌残留；乳头及皮肤切缘（－），淋巴结 0/11（＋）；MP 分级 5 级，病理评估为 pCR。2020 年 8 月 4 日至 2021 年 3 月 20 日完成后续 11 周期 HP 双靶辅助治疗，并行左胸壁、左锁骨上区及左侧内乳区放疗。术后每 3 个月复查 1 次，末次复查时间为 2023 年 4 月 25 日，疗效维持 CR，直至 9 月患者仍存活。

19.2 临床特征归纳

（1）患者，女性，45 岁，左乳肿块缓慢增大 2 年余。影像学检查提示：左乳腺癌合并双侧腋窝淋巴结转移。临床分期为 $cT_{4b}N_1M_1$，Ⅳ期，HER2 阳性，*HR* 阴性。

（2）TCbHP 方案（帕妥珠单抗＋曲妥珠单抗＋多西他赛＋卡铂）新辅助化疗 6 周期，治疗后 MR 评价疗效为 PR。行左乳改良根治术加双侧腋窝淋巴结清扫术，病理未见肿瘤残余，评估疗效为 pCR。

（3）术后行放疗及 HP 靶向治疗 1 年。每 3 个月随访 1 次，疗效维持 CR。

（4）患者术后 DFS＞33 个月，OS＞42 个月。

19.3 诊疗过程讨论

乳腺癌为中老年女性常见的恶性肿瘤，发病率高，其同侧腋窝淋巴结转移极为常见,但对侧腋窝淋巴结转移较为少见。按照目前 TNM 分期系统,出现对侧腋窝淋巴结转移应分期至Ⅳ期,但有研究发现,单纯对侧腋窝淋巴结转移的患者,总体预后要明显好于远处转移患者[1]。因此,有学者建议,乳腺癌对侧腋窝淋巴结转移应是 N_3 而不是 M_1。患者初诊时即为左侧乳腺癌并双侧淋巴结转移。

患者为中年女性,为乳腺癌好发人群。完成 6 周期 TCbHP 新辅助化疗后,患者乳房及腋窝淋巴结较前明显缩小,疗效判定为 PR。

对于Ⅳ期乳腺癌是否要针对原发病灶进行切除这个问题,至今仍有争议。2013 年一篇荟萃分析显示针对Ⅳ期乳癌进行原发灶切除能明显延长患者的总生存期,但研究纳入的均为回顾性研究[2]。另外,由姚和瑞教授团队开展的针对前瞻性研究结果的荟萃分析显示,经选择的单发骨转移乳腺癌患者才能从手术切除中获益,非选择人群则不能获益[3]。一篇 2020 年发表的回顾性研究结果指出,针对乳腺原发病灶进行手术的患者生存率显著高于不手术的患者[4],因此研究也建议,如果女性患有 HER2 阳性晚期乳腺癌,除了考虑标准的抗 HER2 治疗及其他全身治疗外,也应重点考虑手术切除原发病灶,可能显著延长患者的总生存。该患者新辅助化疗后行根治性手术,术后病理判效为 pCR。后续继续完成 11 周期 HP 双靶治疗,并完成左胸壁、左锁骨上区及左侧内乳区的放疗,随访至今未见复发。

本病例带来的思考:对于乳腺浸润癌合并单纯对侧腋窝淋巴结转移,总体预后比远处转移更好,分期为 N_3 而不是

M_1 可能有一定的参考意义。经人群选择的个体化治疗，可能给患者带来更好的生存获益。

◈ 19.4 专家点评

尽管该患者初诊时疾病已经进展到相对晚期，但她的病史突显了及时发现乳腺癌的重要性。自查和关注异常症状的重要性在本例中得到了体现。虽然初诊较晚，但患者接受了积极的治疗策略，包括新辅助化疗和手术。TCbHP 新辅助化疗方案取得 pCR，患者对新辅助化疗的反应非常好，这是治疗成功的重要指标。手术切除原发病灶有助于减轻病变负担，同时也可以提供更准确的病理信息。术后继续放疗和 HP 双靶辅助治疗，这种综合治疗策略有助于减少疾病复发的风险。目前为止，患者的预后非常好，达到了 CR 的状态，PFS＞39 个月，DFS＞35 个月，预示着患者的生存和生活质量将会很好。

总的来说，这个病例强调了早期发现、个体化治疗和多学科团队协作在乳腺癌诊疗管理中的重要性。尽管患者初诊时情况较为严重，但通过积极的治疗策略，患者取得了显著的疾病缓解和良好的预后。这个病例对于乳腺癌患者和医疗团队都具有启发意义，强调了治疗的潜力和成功的可能性。

（作者：高珊　点评：詹琼）

参考文献

［1］ MAGNONI F, COLLEONI M, MATTAR D, et al. Contralateral axillary lymph node metastases from breast carcinoma: is it time to review TNM cancer staging[J]? Ann Surg Oncol, 2020,27(11):4488 – 4499.

［2］ HARRIS E, BARRY M, KELL M R. Meta-analysis to determine if surgical resection of the primary tumour in the setting of stage Ⅳ breast cancer impacts on survival[J]. Ann Surg Oncol, 2013,20(9): 2828 – 2834.

［3］ YU Y, HONG H, WANG Y, et al. Clinical evidence for locoregional surgery of the primary tumor in patients with De novo stage Ⅳ breast cancer[J]. Ann Surg Oncol, 2021,28(9):5059 – 5070.

［4］ MUDGWAY R, CHAVEZ D P V C, LIN A C, et al. The impact of primary tumor surgery on survival in HER2 positive stage Ⅳ breast cancer patients in the Current Era of Targeted Therapy[J]. Ann Surg Oncol, 2020,27(8):2711 – 2720.

20 晚期 HER2 阳性乳腺癌患者的抗 HER2 曲折之路

20.1 病史摘要

基本病史

患者,女性,56 岁,因"发现右乳肿块 4 月余"就诊。2020 年 8 月自查发现右乳肿块,质硬,局部无明显压痛及胀痛,未予重视,后肿块逐渐增大。乳腺 B 超提示:右乳外上象限低回声区(3.7 cm×1.8 cm),右侧腋窝低回声结节(1.0 cm×0.4 cm)。

既往史、个人史、家族史无特殊。51 岁绝经。

入院体格检查

ECOG PS 1 分,双侧乳头无凹陷,乳房皮肤无红肿,无"橘皮样"改变。右乳外上象限 11 点距乳头约 1.5 cm 处可扪及一大小约 3.5 cm×2.5 cm 肿块,肿块表面光滑、质硬、无压痛、活动良好、与周围组织无粘连。右侧腋窝可扪及一大小 1 cm×0.5 cm 肿块,肿物表面光滑、质硬、无压痛、活动良好、与周围组织无粘连。左乳及左侧腋窝未触及明显异常。

入院后实验室及其他检查

胸部 CT 检查示:右乳乳腺癌并右侧腋窝淋巴结及肝多发性转移。骨 ECT、心脏彩超、头颅 MRI、血液检测未见明显异常。2020 年 12 月 25 日行右乳腺肿块及右腋窝淋巴结空芯针穿刺活检。病理报告示:(右乳肿块)浸润性癌 2 级;(右腋窝淋巴结)见乳腺癌浸润。免疫组化:ER(−),PR(−),HER2(3＋),Ki‑67(30％,＋)。

入院后诊疗经过

患者确诊:右乳腺浸润性癌,$cT_2N_1M_1$,Ⅳ(肝)期,HER2阳性,HR 阴性。2021 年 1 月 11 日至 3 月 18 日参加临床研究,经过 4 周期治疗,具体方案为:多西他赛 75 mg/m^2 d1＋QL1701/赫赛汀(首剂 8 mg/kg,后续 6 mg/kg,q3w)。治疗 2 周期后疗效达 PR。4 周期后右乳出现新发病灶,判定为PD,出组。PFS_1＜3 个月。

2021 年 4 月 9 日行右乳新病灶穿刺活检,病理报告示:(右乳)非特殊类型浸润性癌。免疫组化:ER(−),PR(−),HER2(3＋),Ki‑67(30％,＋)。二线方案选择吡咯替尼联合卡培他滨。患者出现Ⅱ～Ⅲ级肝功能损伤及腹泻,经积极治疗及药物减量后改善不佳。6 月 7 日停止以上治疗。7 月乳腺病灶 PD,肝脏病灶 PR,总体疗效评价 PD。

患者乳腺原发病灶局部进展,肝脏病灶控制良好,经MDT 讨论,2021 年 7 月 20 日起行乳腺病灶姑息放疗,GTV50 Gy/25 F,并重启吡咯替尼 320 mg qd 靶向治疗。患者未再出现肝功能损害,放疗结束后复查疗效评价达 PR,继续吡咯替尼维持治疗。2022 年 1 月复查 CT 见肝脏新发病灶,判定 PD,二线治疗 PFS_2 为 9 个月。

2022 年 1 月 7 日肝脏新发肿块穿刺活检。术后病理回报:乳腺浸润性癌。免疫组化:ER(-),PR(-),HER2(2+),Ki-67(20%~30%,+)。HER2 FISH 扩增,未检出明确耐药基因突变。2022 年 1 月起三线方案:吡咯替尼+伊尼妥单抗+长春瑞滨。2022 年 9 月 15 日因肝脏病灶进展,疗效评价为 PD,三线治疗 PFS_3 为 8 个月。

四线更换治疗方案为 THP(白蛋白紫杉醇+曲妥珠单抗+帕妥珠单抗),乳腺及肝脏肿块稍缩小,疗效评价为 SD,但因不良反应而难以耐受化疗。2023 年 3 月 30 日起更换恩美曲妥珠单抗(赫塞莱),直至 2023 年 9 月患者仍存活,疗效评价为 SD,$PFS_4>12$ 个月,$OS>32$ 个月。

20.2 临床特征归纳

(1)患者,女性,56 岁,初诊时发现右乳乳腺癌合并多发性肝转移,诊断:右乳腺浸润性癌,$cT_2N_1M_1$,IV 期,HER2 阳性,HR 阴性。

(2)一线 TH 方案化疗,$PFS_1<3$ 个月。

(3)二线方案吡咯替尼+卡培他滨,因不良反应不能耐受未规律用药。经 MDT 讨论后,右乳腺姑息放疗,继续吡咯替尼抗 HER2 治疗,PFS_2 为 9 个月。

(4)二线进展后,转移灶穿刺病理提示仍为 HER2 阳性乳腺癌,调整为三线治疗方案:吡咯替尼＋伊尼妥单抗＋长春瑞滨,疗效 SD,PFS_3 为 8 个月。

(5) 四线方案化疗联合靶向治疗,$PFS_4 > 12$ 个月,OS＞32 个月。

20.3　诊疗过程讨论

乳腺癌为女性最常见的恶性肿瘤,发病率高,其中 HER2 阳性乳腺癌占 20%～30%,积极持续的抗 HER2 治疗是标准治疗且地位重要。对于晚期 HER2 阳性的乳腺癌患者,指南优选推荐方案为紫杉类＋曲妥珠单抗＋帕妥珠单抗双靶疗法(THP),曲妥珠单抗＋化疗(TH)也是Ⅱ级推荐的证据之一。患者因为经济原因,入组临床研究使用 TH 方案,但不到 3 个月时间快速进展,属于曲妥珠单抗治疗不敏感人群。

曲妥珠单抗的耐药问题极大地影响了其疗效。目前较明确的耐药机制主要包括人表皮生长因子受体 2 的羧基端片段($p95HER2$)过表达、磷脂酰肌醇-3-激酶(PI3K)通路部分活化、人表皮生长因子受体(HER)信号传导上调、非 HER 家族生长因子受体介导信号上调,旁路的激活[1]。一些新型靶向药物如吡咯替尼、帕妥珠单抗、抗体偶联药物(ADC)为曲妥珠单抗耐药患者提供了新的选择。该患者为曲妥珠单抗原发耐药后,参考 PHOEBE[2] 及 PHENIX[3] 研究结果应用吡咯替尼联合卡培他滨治疗,但因不良反应不能耐受,后续选择保留吡咯替尼,联合局部放疗,实现 9 个月的二线

PFS,也显示了小分子 TKI 类药物在曲妥珠单抗耐药人群中抗 HER2 治疗中的重要作用。

三线治疗参考 HER2 CLIMB 临床研究[4],大小分子抗 HER2 靶向联合化疗,可能使 HER2 阳性晚期乳腺癌患者在后线治疗中获益。同时 Sopiha[5] 及 HOPES[6] 研究的结果也显示,经过 Fc 段改造的伊尼妥单抗,在后线治疗中也得到了阳性结果;而且伊尼妥单抗联合长春瑞滨,医保可及。疗效维持 SD,三线治疗时间>8 个月。OS>32 个月。

整体而言,这个病例的治疗比较成功,对于曲妥珠单抗原发耐药患者,显著延长了患者的生存时间。因此,这个病例给我们重要提示:临床实践中,每一位患者的疾病状态、身体状态、经济负担等都不尽相同,只有基于循证医学证据,结合每个患者具体的情况做具体分析,才能给患者设计出真正的个体化治疗方案。

20.4 专家点评

曲妥珠单抗原发耐药的定义目前国际上尚没有统一的标准,这一概念最早是由 WONG 等在 2011 年提出,当时定义为在曲妥珠单抗辅助治疗期间或治疗结束 12 个月内诊断为复发,或一线曲妥珠单抗治疗后 8～12 周或 3 个月内首次影像学评估疾病进展,即判断为原发耐药[7]。LUX-Breast 1 研究则把辅助治疗结束后 12 个月内进展或晚期病例 6 个月内进展定义为原发耐药。PHENIX 和 PHOEBE 研究则把曲妥珠单抗辅助治疗后 6 个月内复发或使用曲妥珠单抗治疗转移性肿瘤后 3 个月内出现进展定义为曲妥珠不敏感人群。由于对原发耐药的定义有差异，因此不同研究报告的耐药比例也存在不同。粗略估计，约 10％的患者是曲妥珠单抗原发耐药。

克服耐药的主要方式是更换不同作用机制的药物，特别是针对 HER2 蛋白胞内段和胞外段的全面抑制。PHOEBE 研究包含了 69 例曲妥珠单抗原发耐药的患者，可以看到从吡咯替尼联合卡培他滨的治疗中获益的趋势。PICTURE 研究是一项由研究者发起、单臂、Ⅱ期临床研究[8]，吡咯替尼联合卡培他滨治疗曲妥珠单抗原发性耐药患者，总人群的中位 PFS 为 11.8 个月，中位 OS 未达到，1 年 OS 率为 86.6％，其中 49 例是曲妥珠单抗（新）辅助治疗后 12 个月内进展的患者，中位 PFS 长达 17.8 个月，接近 CLEOPATRA 研究双靶方案在晚期一线治疗的中位 PFS。本例患者对曲妥珠单抗原发耐药，给予吡咯替尼联合卡培他滨后 2 个月，因肝毒性而停药。1 个月后乳腺病灶进展，给予乳腺病灶放疗，后续单纯吡咯替尼治疗，病情依然稳定了 6 个月，说明吡咯替尼通过不同的作用机制抑制肿瘤细胞，确实可以让对曲妥珠单抗原发耐药的患者从中获益。

吡咯替尼＋曲妥珠单抗＋多西他赛方案和曲妥珠单抗＋帕妥珠单抗的双靶方案都已被国内的指南推荐为一线治疗方案。Enhertu（DS-8201）是一种新一代 ADC 药物，具有很强的抗 HER2 活性。DESTINY-Breast01 研究显示 Enhertu 对恩美曲妥珠单抗耐药的患者依然具有良好的效果。Enhertu 目前已经在国内上市，在将来随着价格的下降，将在抗 HER2 治疗中占据越来越重要的地位。

（作者：高珊　点评：梁晓华）

参考文献

［1］ 李娟,叶斯斯,白莉.曲妥珠单抗耐药机制及其逆转策略[J].解放军医学院学报,2017,38(06):571-574.

［2］ XU B，YAN M，MA F，et al. Pyrotinib plus capecitabine versus lapatinib plus capecitabine for the treatment of HER2-positive metastatic breast cancer（PHOEBE）：a multicentre，open-label，randomised，controlled，phase 3 trial[J]. Lancet Oncol，2021,22(3)：351-360.

［3］ YAN M，BIAN L，HU X，et al. Pyrotinib plus capecitabine for human epidermal factor receptor 2-positive metastatic breast cancer after trastuzumab and taxanes（PHENIX）：a randomized，double-blind，placebo-controlled phase 3 study[J]. Translat Breast Cancer Res,2020,1:13.

［4］ LIN NU，BORGES V，ANDERS C，et al. Intracranial efficacy and survival with tucatinib plus trastuzumab and capecitabine for previously treated HER2-positive breast cancer with brain metastases in the HER2CLIMB trial[J]. J Clin Oncol，2020,38(23):2610-2619.

［5］ RUGO HS，IM SA，CARDOSO F，et al. Margetuximab versus trastuzumab in patients with previously treated HER2-positive advanced breast cancer（SOPHIA）：final overall survival results from a randomized phase 3 trial[J]. J Clin Oncol，2023,41(2):198-205.

［6］ BIAN L，XU BH，DI LJ，et al. Phase Ⅲ randomized controlled，multicenter，prospective study of recombinant anti-HER2 humanized monoclonal antibody（Cipterbin）combined with vinorelbine in patients with HER2 positive metastatic breast cancer：the HOPES Study[J]. Zhong Hua Yi Xue Za Zhi，2020,100(30):2351-2357.

［7］WONG H, LEUNG R, KWONG A, et al. Integrating molecular mechanisms and clinical evidence in the management of trastuzumab resistant or refractory HER -2^{+} metastatic breast cancer［J］. Oncologist, 2011,16(11):1535 – 1546.

［8］CAO J, TENG Y, LI H, et al. Pyrotinib plus capecitabine for trastuzumab-resistant, HER2-positive advanced breast cancer (PICTURE): a single-arm, multicenter phase 2 trial［J］. BMC Med, 2023,21(1): 300 – 309.

21 治疗中分子分型转变的 HR 阳性晚期乳腺癌

◈ 21.1 病史摘要

基本病史

患者,女性,71 岁,因"发现右乳肿块 6 月余"就诊。2020 年 6 月自查发现右乳肿块,大小为 2 cm×1 cm,未予重视,后肿块逐渐增大,出现右乳乳头凹陷,右乳皮肤增厚、发红,伴右侧胸痛。2021 年 1 月乳腺 B 超提示:右乳内不均质回声区(BI-RADS 4 类),乳腺癌? 右侧腋窝淋巴结肿大。左乳及左侧腋窝未见明显异常。双侧颈部、锁骨上窝未见明显肿大淋巴结。既往史、个人史、家族史无特殊。55 岁绝经。

入院体格检查

ECOG PS 1 分,NRS 1 分,右乳乳头内陷,皮肤红肿,范围约 10 cm×5 cm,表面皮温升高,皮肤变硬,肿块边界触诊不满意,约 10 cm×7 cm,质硬固定;右腋窝可触及 2 cm×1 cm 肿大淋巴结,质韧,活动度差;左乳及左侧腋窝未触及明显异常。

──入院后实验室及其他检查──

2021 年 1 月 6 日乳腺 MRI 检查示：右乳内异常信号，符合 BI - RADS 5 类，大小约 2.5 cm×5.7 cm×7.3 cm，考虑乳腺癌可能，并右侧腋窝淋巴结转移，大小约 2.0 cm×1.3 cm（图 21 - 1）。骨 ECT 及胸腰椎 MRI 提示全身多发性骨转移瘤。肺部 CT、心脏彩超、头颅 MRI 未见明显异常。右乳肿块穿刺活检及右侧腋窝淋巴结针吸细胞学检查，病理回报：（右乳肿块）非特殊类型浸润性癌 Ⅱ 级；免疫组化：ER（强，

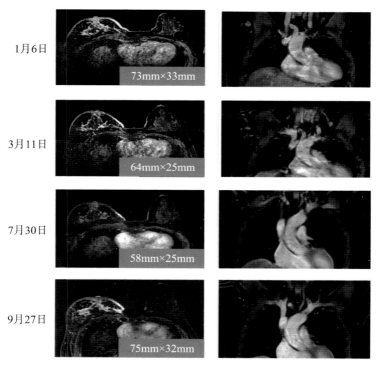

1月6日　　　73mm×33mm

3月11日　　　64mm×25mm

7月30日　　　58mm×25mm

9月27日　　　75mm×32mm

图 21 - 1　一线治疗前后乳腺 MRI 影像（2021 年）

90%）；PR（中-强，70%～80%）；HER2（0）；Ki-67（50%～60%＋）；（右腋窝淋巴结）找到癌细胞。

——入院后诊疗经过——

患者诊断为：右乳炎性乳腺癌，$cT_4N_1M_1$，（骨）Ⅳ期（HR＋/HER2－）。经过 MDT 会诊，一线治疗给予氟维司群单药，2021 年 1 月 14 日起用药，并规律给予骨改良药物治疗。2 个月后复查，疗效评价为 SD（见图 21-1）。3 月阿贝西利可及后，调整为阿贝西利联合氟维司群内分泌治疗。治疗过程中疗效评价为 SD。但患者在联合用药过程中，不良反应比较重，出现Ⅱ～Ⅲ级腹泻、Ⅲ级骨髓抑制及反复的Ⅲ级肝功能损害，经阿贝西利停药及减量重启后，不良反应改善不佳。7 月起停用阿贝西利，继续氟维司群单药内分泌治疗。9 月 27 日复查（见图 21-1），出现疾病进展，PFS_1 8 个月。

二线治疗使用紫杉醇脂质体单药化疗，2021 年 9 月 30 日起用药，疗效为 SD，持续治疗 9 个月后出现左乳新发病灶，再次 PD（图 21-2）。PFS_2 9 个月。

二次进展后行双乳肿块穿刺活检，病理回报：（右乳肿块）乳腺非特殊类型浸润性癌，Ⅱ级，肿瘤细胞 ER（弱＋，约10%）；PR（弱＋，＜1%）；HER2（0）；Ki-67（＋，约 30%）；（左乳肿块）乳腺非特殊类型浸润性癌，Ⅱ级，ER（弱＋，3%）；PR（－，0%）；HER2（0）；Ki-67（＋，20%～30%）。患者双乳肿瘤病理分子分型发生转变，由 HR 强阳性转化成 HR 弱阳性。经 MDT 会诊讨论后，三线治疗于 2022 年 6 月 29 日起行双乳局部姑息放疗，双乳肿瘤区域为 PGTV1 61.60 Gy/

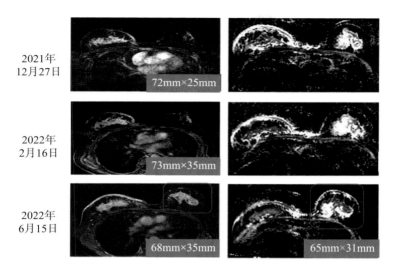

2021年12月27日	72mm×25mm
2022年2月16日	73mm×35mm
2022年6月15日	68mm×35mm, 65mm×31mm

图 21‑2　二线治疗过程中乳腺 MRI 影像

28;同步卡培他滨节拍化疗。放疗结束后复查,疗效评价为PR。后续患者规律口服卡培他滨化疗。

2022 年 10 月 25 日返院复查提示病情进展,28 日行皮肤转移灶穿刺活检术,术后病理大致同前,免疫组化:ER(弱阳,约 2%);HER2(0);Ki‑67(+,约 50%);PR(+,约 5%)。PFS$_3$ 4 个月。

四线治疗方案选择艾立布林+安罗替尼,2022 年 11 月 4日起用药,因过程中反复出现骨髓抑制(Ⅲ度白细胞减少)、药物性肝损害,给予护肝、升白细胞、药物减量等治疗。2023年 6 月 8 日返院复查提示肿瘤进展,肝脏病灶新发,并出现肝功能异常及腹膜炎,给予对症治疗后患者症状无明显好转,8月 2 日死亡。OS 为 31 个月。

◈ 21.2　临床特征归纳

（1）患者，女性，71 岁，确诊右乳炎性乳腺癌合并腋窝淋巴结及骨多发性转移（$cT_4N_1M_1$，Ⅳ期，HR＋/HER2－）。

（2）一线治疗选用氟维司群±阿贝西利，8 个月后乳腺肿块增大，病情进展。

（3）二线治疗选用单药紫杉醇脂质体，9 个月后左乳新发肿块，病情进展。

（4）三线治疗重新行双乳肿物穿刺活检，病理提示分子分型由 HR 强阳转化成 HR 弱阳，HER2 阴性。后续选择单药卡培他滨的节拍化疗，并加用局部放疗，获得 PR，4 个月后皮肤累及范围增大，病情进展。

（5）四线治疗为间断性使用艾立布林＋安罗替尼，PFS 7 个月。OS 为 31 个月。

◈ 21.3　诊疗过程讨论

乳腺癌为中老年女性常见的恶性肿瘤，发病率高，常见的远处转移器官包括骨、肺、肝等。其中，骨转移的发生率为 25％～40％，是乳腺癌最常见的转移部位。

本例患者为老年女性，初诊时即合并多发性骨转移，但不存在内脏危象，根据指南推荐及临床研究证据[1]，一线治疗推荐使用 AI＋CDK4/6 抑制剂，但患者因经济原因，无法承受当时哌柏西利的高昂治疗费用。FALCON 研究[2]的结果显示，对于 HR 阳性晚期乳腺癌患者，一线使用氟维司群能够显著提高 PFS,亚组分析显示对于无内脏转移、初治Ⅳ期、单纯骨转移患者获益更大,较对照组阿那曲唑显著延长患者 PFS 近 10 个月,$HR=0.59$,能使疾病进展风险下降>40%。因此,一线治疗使用了氟维司群单药进行内分泌治疗。后续阿贝西利可及,结合其初上市时的赠药政策,及 MONARCH 2 临床研究的阳性结论[3],给患者使用阿贝西利联合氟维司群的治疗策略。但患者治疗耐受性差,阿贝西利联用近 4 个月后停药,继续氟维司群单药治疗,8 个月后病情进展。

在 CDK4/6 抑制剂治疗进展后,后线方案更倾向于使用化疗(73.5% vs 26.5%);而对于既往 CDK4/6 抑制剂治疗不敏感的患者,后线使用化疗的 mPFS 更长(6.3 个月 vs 2.4 个月)[4]。在长效集落刺激因子的保驾护航下,患者使用紫杉醇脂质体单药化疗 9 个月,因出现左乳新发病灶,再次判定为 PD。

三线治疗时重新行双乳肿块穿刺活检,病理提示患者分子分型发生变化,由 HR 强阳性转化成 HR 弱阳性(ER≤10%;PR≤1%),HER2 阴性。多项研究提示[5-7],乳腺癌治疗后分子分型发生变化的情况并不少见,且表达减少比表达增加更为常见。而 2022 年发表的一篇荟萃分析[8]指出,复发或转移后 HR 状态发生改变的乳腺癌患者,ER、PR 丢失患者的总生存及复发后生存明显更短。NCCN 指南指出,ER 低表达(1%~10%)的患者生物学行为更类似于 ER 阴性,PR(<1%)认为是阴性,治疗过程中需综合考虑全身治疗手段。因此在第 2 次 MDT 会诊后,专家组认为患者目前暂无手术

指征，可行双乳局部姑息放疗，全身治疗可参考三阴性乳腺癌的后线方案，更换化疗药物。

按照 MDT 会诊意见进行双乳放疗，同时卡培他滨节拍化疗。治疗过程基本顺利，放疗结束后复查，双乳病灶明显缩小，既往右乳红肿和挛缩的状态也明显好转，疗效评价达到 PR。

本例病例带来的思考：乳腺癌在治疗过程中可能出现病理及分子分型的改变，在病情进展时对新发病灶进行穿刺活检非常重要，也为后续更精准的制订治疗方案起到重要的指导作用。局部放疗联合全身治疗，对于患者症状尤其是生活质量的改善，有积极的意义。

◈ 21.4 专家点评

目前对于 HR ＋/HER2 － 晚期乳腺癌的一线治疗，CDK4/6 抑制剂联合内分泌治疗已经成为首选。新近发表的 RIGHT choice 研究中，即使某些侵袭性内脏转移、甚至内脏危象患者，一线使用 CDK4/6 抑制剂联合内分泌治疗也取得了长达 2 年的 PFS，显著优于联合化疗。

该患者为老年首诊Ⅳ期乳腺癌，初始分子分型为 luminal B 型（HR＋/HER2－），HR 高表达，仅有骨和软组织转移，优选内分泌联合 CDK4/6 抑制剂，但当时由于经济所限选择了单药内分泌治疗。关于该类患者的单药内分泌治疗，FALCON 和 FIRST 研究均证实氟维司群相较 AI 是更优选[2,9]。该患者应用氟维司群 2 个月后病情稳定，开始联合阿贝西利，此时仍为晚期一线治疗。针对晚期一线治疗患者,CDK4/6 的最佳搭档是 AI 还是氟维司群? PARSIFAL 研究[10]也没有给出一个肯定的答案,两种组合疗效可能差异不大。但基于后线治疗的排兵布阵,临床上更倾向于选择 AI 联合 CDK4/6 抑制剂作为初始一线治疗。

FALCON 研究中非内脏转移患者一线应用氟维司群,PFS>22 个月;而氟维司群联合 CDK4/6 抑制剂,不论是在 PARSIFAL 还是在 MONALEESA - 3 的一线亚组人群中,中位 PFS 都远远超过 2 年,甚至接近 3 年。而该患者一线氟维司群±阿贝西利缓解时间仅 8 个月,远低于既往临床研究的数据,提示内分泌治疗反应不佳。对于此类患者,后线转为化疗是合理选择。关于晚期乳腺癌患者的初始化疗选择,仍然是以蒽环和(或)紫杉类作为首选。

患者在应用紫杉醇脂质体 9 个月后出现了再次进展,对侧乳房新发病灶,此时行二次活检证实均为 HR 低表达,接近阴性;首发侧出现了病理转化,提示可能是初始肿瘤存在异质性或治疗后压力转化的结果,如果初始治疗前进行右乳病灶多点取材及右侧腋下淋巴结穿刺活检行免疫组化比对,可能会提供一定的线索。患者左乳新发病灶与右乳转化后分子分型一致,可能为转移灶,但也不能排除第二原发肿瘤,可复核左乳病灶内是否存在原位癌成分来进一步区分。

由于患者病理接近三阴性,后续常规治疗仍以化疗为主,而高龄患者长期化疗耐受性差,可结合患者家族史等情况进行 gBRCA 检测,为后续能否使用 PARP 抑制剂提供依据。

（作者:高珊　点评:孙涛 井明晰）

参考文献

［1］ RUGO H S, FINN R S, DIÉRAS V, et al. Palbociclib plus letrozole as first-line therapy in estrogen receptor-positive/human epidermal growth factor receptor 2-negative advanced breast cancer with extended follow-up［J］. Breast Cancer Res Treat, 2019,174(3):719－729.

［2］ ROBERTSON J, BONDARENKO I M, TRISHKINA E, et al. Fulvestrant 500 mg versus anastrozole 1 mg for hormone receptor-positive advanced breast cancer (FALCON): an international, randomised, double-blind, phase 3 trial［J］. Lancet, 2016, 388 (10063):2997－3005.

［3］ SLEDGE G J, TOI M, NEVEN P, et al. The effect of abemaciclib plus fulvestrant on overall survival in hormone receptor-positive, ERBB2-negative breast cancer that progressed on endocrine therapy-MONARCH 2: a randomized clinical trial［J］. JAMA Oncol, 2020, 6 (1):116－124.

［4］ LI Y, LI W, GONG C, et al. A multicenter analysis of treatment patterns and clinical outcomes of subsequent therapies after progression on palbociclib in HR＋/HER2－ metastatic breast cancer［J］. Ther Adv Med Oncol, 2021. PMID: 34178122.

［5］ BROOM R J, TANG P A, SIMMONS C, et al. Changes in estrogen receptor, progesterone receptor and Her－2/neu status with time: discordance rates between primary and metastatic breast cancer［J］. Anticancer Res, 2009,29(5):1557－1562.

［6］ NISHIMURA R, OSAKO T, OKUMURA Y, et al. Changes in the ER, PgR, HER2, p53 and Ki－67 biological markers between primary and recurrent breast cancer: discordance rates and prognosis［J］. World J Surg Oncol, 2011,9:131.

［7］ CURTIT E, NERICH V, MANSI L, et al. Discordances in estrogen receptor status, progesterone receptor status, and HER2 status between primary breast cancer and metastasis［J］. Oncologist, 2013, 18(6):667－674.

［8］ SHIINO S, BALL G, SYED B M, et al. Prognostic significance of receptor expression discordance between primary and recurrent breast cancers: a meta-analysis[J]. Breast Cancer Res Treat, 2022,191(1): 1 - 14.

[9] ELLIS M J, LLOMBART-CUSSAC A, FELTL D, et al. Fulvestrant 500 mg versus anastrozole 1 mg for the first-line treatment of advanced breast cancer: overall survival analysis from the phase Ⅱ FIRST Study [J]. J Clin Oncol, 2015,33(32):3781 - 3787.

[10] LLOMBART-CUSSAC A, PÉREZ-GARCÍA J M, BELLET M, et al. Fulvestrant-palbociclib vs letrozole-palbociclib as initial therapy for endocrine-sensitive, hormone receptor-positive, ERBB2-negative advanced breast cancer: a randomized clinical trial[J]. JAMA Oncol, 2021,7(12):1791 - 1799.

22 HER2 阳性乳腺癌肺转移的抗 HER2 治疗曲折之路

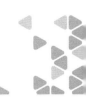

22.1 病史摘要

——基本病史——

患者,女性,51 岁,因"乳腺癌 11 年余,发现双肺转移 1 天"于 2018 年 6 月 19 日入院。2011 年 12 月 26 日患者因"发现左乳肿块 4 个月"行"左乳腺癌改良根治术"。病理示:左乳浸润性导管癌 Ⅱ 级,肿瘤大小约 1.0 cm×0.8 cm×0.8 cm。血管(—)、淋巴管(—)、神经(—)、癌周浸润(+++)、间质纤维化(+)、间质淋巴-浆细胞浸润(+),切缘未见癌细胞。免疫组化:ER(80% 阳性),PR(70% 阳性),HER2(++),Ki-67(++)。左侧腋窝淋巴结(0/18),另送腋窝淋巴结(0/5)均未见癌转移。HER2 FISH 未见扩增。诊断为:左乳浸润性导管癌,$pT_1cN_0M_0$,ⅠA 期,HR 阳性,HER2 阴性。术后行 6 周期 TC 方案化疗,具体不详。后口服他莫西芬内分泌治疗至 2017 年。2018 年 6 月 19 日 CT 复查发现"两肺多发性转移瘤可能"。

入院体格检查

ECOG PS 0 分,神清,左侧胸壁见一陈旧性手术瘢痕。双侧锁骨上、腋下、腹股沟均未触及肿大淋巴结。

入院后实验室及其他检查

肺部 CT 检查提示两肺多发性转移瘤(图 22‑1)。头颅 MRI、全腹部 CT 无异常。2018 年 7 月 4 日 CT 引导下肺穿刺活检,病理报告示:见极少量异型细胞团,结合免疫组化及临床病史符合乳腺癌肺转移。免疫组化:ER(约 70%++),PR(约 10%+),HER2(3+),TTF‑1(−)。诊断为左乳浸润性导管癌Ⅳ期(肺)。

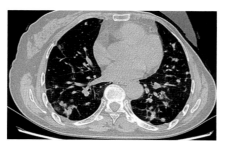

图 22‑1　肺部 CT 检查提示两肺多发性转移瘤

入院后诊疗经过

2018 年 7 月 10 日至 2019 年 4 月 15 日给予紫杉醇脂质体+卡铂+曲妥珠单抗 12 周期化疗。疗效评价为 SD。化疗后出现Ⅰ度肝脏损害及Ⅳ度骨髓抑制,给予对症治疗后好转。2019 年 5 月 10 日起给予拉帕替尼+卡培他滨方案化疗,疗效评价为 SD。因经济原因,2020 年 9 月 4 日改行吡咯替尼+卡培他滨方案治疗,疗效评价为 SD。

2021 年 10 月 26 日复查 CT 提示双肺病灶较前增大、增多,CA153 升至 170 U/mL,疗效评价为 PD。2022 年 1 月 24 日起行伊尼妥单抗+帕妥珠单抗+长春瑞滨方案化疗 6 周期,其间复查病灶较前减少,CA153 降至正常范围,疗效评价为 SD。2022 年 4 月查血示丙氨酸转氨酶>300 U/L,乙肝病毒拷贝数偏高,予以积极抗乙肝病毒治疗。考虑患者转氨酶较高,无法行化疗,2022 年 4 月 28 日至 7 月 19 日行伊尼妥单抗+帕妥珠单抗方案靶向化疗 4 周期,同时予以阿那曲唑内分泌治疗,疗效评价为 SD。末次随访时间为 2022 年 7 月 19 日。

22.2 临床特征归纳

(1) 患者,女性,51 岁,左乳浸润性导管癌术后,$pT_1cN_0M_0$,ⅠA 期,ER(+),PR(+),Ki-67(++),HER2(++),HER2 FISH 未见扩增。术后行 6 周期 TC 方案化疗,他莫西芬内分泌治疗 5 年。

(2) 手术近 7 年后发现双肺转移,肺穿刺活检病理符合乳腺癌肺转移,ER(+),PR(+),HER2(3+)。经过多线化疗联合抗 HER2 靶向治疗后,因丙氨酸转氨酶升高、乙肝病毒感染,予以抗病毒治疗,并给予伊尼妥单抗+帕妥珠单抗靶向联合阿那曲唑内分泌治疗,病情稳定。

(3) 肺转移后已存活 4 年以上。

◈ 22.3 诊疗过程讨论

该患者首次来诊系因发现双肺复发转移，获取肺转移灶病理进行免疫组化分析的结果提示 HER2 结果与之前手术后病理不同，由原来的阴性转为阳性，这点提示乳腺癌患者治疗前再活检获取病理具有重要意义，治疗需依赖最新的病理检测结果。该患者复发转移后确诊为 HER2 阳性晚期乳腺癌，其一线、二线治疗依据指南，同时兼顾其经济情况及当时的药物可及性，获得了比较满意的 PFS。三线以后，无标准治疗方案，需结合临床试验的结果及医生的临床经验。PHEREXA Ⅲ 期研究提示：晚期一线曲妥珠单抗治疗进展后加用帕妥珠单抗，OS 显著延长 9.1 个月[1]。伊尼妥单抗 Fab 段与曲妥珠单抗相同，Fc 段经氨基酸位点修饰，体外研究证实具有更强 ADCC 效应。HOPES 研究提示：伊尼妥单抗治疗晚期 HER2＋乳腺癌疗效不亚于曲妥珠单抗[2]。基于以上的研究，该患者四线方案选择伊尼妥单抗＋帕妥珠单抗＋长春瑞滨治疗，取得了病灶缩小的 SD 疗效，四线的 PFS＞6 个月。之后这位患者治疗期间出现肝脏损害，丙氨酸转氨酶持续性升高，后查明病因发现与乙肝病毒感染相关。在抗肿瘤治疗上，抗 HER2 的靶向治疗继续维持，将化疗药物更换为内分泌治疗药物，以保证患者能够得到更好的抗病毒治疗疗效。PERTAIN 研究提示：帕妥珠单抗＋曲妥珠单抗＋芳香化酶抑制剂一线显著延长 mPFS 为 18.89 个月[3]，这为靶向药物联合内分泌治疗的治疗模式提供了依据。该患者目前仍在获益中。

◈ **22.4 专家点评**

本例为中年女性，HER2 阳性乳腺癌，治疗上以抗 HER2 治疗为主。该患者手术后病理 HER2 为阴性，出现肺转移后 HER2 转阳性，体现乳腺癌患者再活检的重要性。该患者一线、二线治疗依据当时的指南及药物可及性，疗效基本超过了一线、二线治疗的中位 PFS。三线以后，无标准治疗方案，因一线未用过帕妥珠单抗，该患者后线使用帕妥珠单抗加曲妥珠单抗的改构药物，又获得了 6 个月的 PFS。再之后患者出现丙氨酸转氨酶升高，经过排查，考虑与乙肝病毒感染相关，将化疗药物更换为内分泌治疗药物，继续抗 HER2 治疗，患者持续获得生存获益。这是一个治疗非常成功的病例。

（作者：张恋茹　点评：葛蒙晰）

参考文献

[1] URRUTICOECHEA A, RIZWANULLAH M, IM S A, et al. Randomized phase Ⅲ trial of trastuzumab plus capecitabine with or without pertuzumab in patients with human epidermal growth factor receptor 2-positive metastatic breast cancer who experienced disease progression during or after trastuzumab-based therapy [J]. J Clin Oncol, 2017, 35(26): 3030 – 3038.

[2] WANG T, ZHANG P, DI L, et al. Efficacy and safety of inetetamab in combination with chemotherapy as first-line treatment of HER2-positive metastatic breast cancer: a subgroup analysis in the HOPES

study[J]. Transl Breast Cancer Res, 2022,3:15 - 24.

[3] RIMAWI M, FERRERO JM, DE LA HABA-RODRIGUEZ J, et al. First-line trastuzumab plus an aromatase inhibitor, with or without pertuzumab, in human epidermal growth factor receptor 2-positive and hormone receptor-positive metastatic or locally advanced breast cancer (PERTAIN): a randomized, open-label phase Ⅱ trial [J]. J Clin Oncol, 2018,36(28):2826 - 2835.

23 异时发生肺和食管肿瘤老年患者的同期放化疗

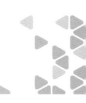

◇ 23.1 病史摘要

基本病史

患者,男性,82 岁,以"咳嗽、咳痰 2 个月"起病。2016 年 6 月患者无诱因出现咳嗽、咳痰,为白色黏痰,自服头孢类抗生素等药物后症状未缓解。既往史无特殊。家族史:父亲死于食管癌。个人史:吸烟 40 年,10 支/天。

入院后实验室及其他检查

胸部增强 CT 检查示:右下肺基底段软组织肿块影(76 mm×71 mm),增强后病灶呈不均匀强化,右侧肺门淋巴结融合。头颅 MRI、ECT 骨扫描及肾上腺 CT 检查均未见明显异常。

2016 年 8 月 1 日行"CT 引导经皮肺穿刺活检术",病理报告示:腺癌。免疫组化:CK(+),TTF-1(+),NapsinA(+),Syn(−),CgA(−),P63(+),P40(−),Ki-67(30%),ALK(+),CD56(−),CK5/6(+)。

入院后诊疗经过

诊断为右肺下叶中央型肺腺癌，$cT_3N_1M_0$，ⅢA 期，ALK（＋）。MDT 会诊建议患者新辅助治疗后手术，但患者及家属拒绝手术治疗。给予 1 周期培美曲塞 950 mg 静脉滴注 d1＋顺铂 130 mg 静脉滴注 d1 方案化疗，1 周期后疗效评价 PR。之后同期放化疗：右肺病灶 DT＝60 Gy/2 Gy/30 F/42 d，同期原方案化疗 2 周期，3 个月后评价疗效为 PR。3 个月后复查，病情评价持续 PR（图 23‑1）。

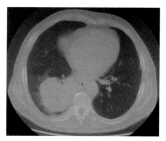

放疗前

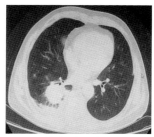

放疗后 1 个月

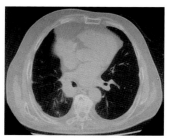

放疗后 3 个月

图 23‑1 同期放疗前后肺部 CT 检查显示右肺病灶明显缩小

2019 年 9 月 23 日复查,胸腹增强 CT 提示:右下肺肿块,较前稍增大。胸腰椎 MRI 示:胸 8 椎体压缩性骨折,骨转移待排除。病情评价进展,再次基因检测,提示 ALK(+),于 2019 年 9 月 27 日给予克唑替尼 250 mg 每天 2 次口服。1 个月后因出现便秘不适自行停药。

2020 年 3 月 1 日患者无明显诱因出现声音嘶哑、吞咽困难、饮水呛咳,胸腹部 CT 提示肺部原发病灶基本同前;CT 示肺门肿大淋巴结及部分食管增厚改变;电子胃镜检查见食管距门齿 23~28 cm 处食管稍狭窄,僵硬,黏膜欠光滑,质脆,易出血。病理报告示:(食管中段)鳞癌,HER2(−)。

诊断:右肺下叶中央型腺癌,$pT_4N_1M_{1b}$,ⅣA 期,ALK(+),右肺门淋巴结转移,骨转移;胸中段食管鳞癌,$cT_3N_1M_0$,ⅢB 期,HER2(−),纵隔淋巴结转移(2R)。

经过 MDT 讨论后,2020 年 3 月 26 日行食管病灶局部放疗,GTV 食管肿块,GTVnd 肿大纵隔淋巴结,CTV=GTV+0.5 cm,PTV=CTV+0.5 cm,DT=40 Gy/2 Gy/20 F,PGTVnd=GTVnd+0.5 cm,DT=50 Gy/2.5 Gy/20 F。同时口服卡培他滨治疗。后患者定期随访,病情稳定。

23.2 临床特征归纳

(1)患者,男性,82 岁,肺腺癌,ALK(+),有家族史、吸烟史。

(2)一线治疗方案:患者拒绝手术,给予同期放化疗,最佳疗效 SD,PFS 37 个月。二线治疗方案:口服靶向药物 1

个月后因便秘自行停药,PFS>33 个月。

（3）停药 5 个月后患者无明显诱因出现声音嘶哑等症状,病理证实为原发性食管鳞癌。针对食管肿瘤病灶局部放疗,同期口服卡培他滨,疗效 SD, PFS>16 个月。

◈ 23.3 诊疗过程讨论

（1）该患者为双原发恶性肿瘤,在治疗过程中,我们高度遵循了 MDT 原则,依照 CSCO 指南及 NCCN 指南等相关专业循证证据对患者进行诊疗。但在治疗过程中,患者依从性欠佳,对治疗的效果可能会产生一定的影响。

（2）二次原发肿瘤原因:①患者有食管癌家族史;②由于体质并没有变化,且不良的生活习惯、环境等方面,也会影响患者后期患癌风险;③患者接受放化疗,可能会诱导第 2 种原发肿瘤,且部位与第 1 次放疗靶区邻近,更可能有放疗因素[1]。

（3）依从性问题:依从性可分为完全依从、部分依从（超过或不足剂量用药、增加或减少用药次数等）和完全不依从 3 类。在实际治疗中这 3 类依从性各占 1/3,涉及患者、医务人员、社会、家庭。包含:①疾病因素;②患者因素;③医务人员因素;④药物因素;⑤给药方案因素。在临床实践中仍需沟通及进一步人文研究。

（4）MDT:通常是指来自 2 个以上相关学科的专家,组成相对固定的专家组,针对某一个器官或系统疾病,通过定期、定时、定址的会议,提出诊疗意见的临床诊疗模式[2]。与传统会诊相比,MDT完全根据患者的病情需要来选择专家构成,提出适合患者的最佳治疗方案,并由相关学科单独或多学科联合执行该治疗方案,从而保证高质量的诊治建议和最佳的治疗计划,避免过度诊疗和误诊误治,使患者受益最大化。MDT无疑是广大患者的福音,倡导以患者为中心,个体化治疗的方式和理念,对于挽救肿瘤患者是无可替代的诊疗模式。以目前发展来看,MDT已成为肿瘤和疑难杂症治疗的主流趋势。

本病例带来的思考:针对双原发病灶的患者,如何采取有效、安全、可靠的治疗方案?

◈ 23.4 专家点评

多原发恶性肿瘤(multiple primary malignant neoplasm,MPMN)是指同一宿主的单个或多个器官同时或先后发生2种或以上的原发恶性肿瘤。随着诊断水平的提高及癌症患者生存时间延长,有关MPMN的报道越来越多。Temeck[3]等通过对术后存活10年以上的肺癌患者进行观察,发现MPMN的发生率高达22.9%。本例患者为老年男性,肺腺癌,ALK(+),有吸烟史、家族史,因拒绝手术,故给予同期放化疗;3年后病情进展,给予口服靶向药物治疗,患者依从性较差,出现不良反应后自行停药;1年后因声音嘶哑等症状再次就诊,诊断为原发性中段食管鳞癌,MDT会诊后再次给予患者局部放疗,过程中给予患者口服卡培他滨同期化疗。MPMN与转移癌和复发癌在治疗方案上完全不同,前者可行根治性切除,疗效与单发癌相近,而后者大多采用姑息治疗,因此必须提高对 MPMN 的认识,争取早发现、早诊断、早治疗,从而提高远期疗效,改善患者生活质量。

（作者:路鹏霏　点评:詹琼）

参考文献

［1］ YAMASHITA T, ARAKI K, TOMIFUJI M, et al. Clinical features and treatment outcomes of Japanese head and neck cancer patients with a second primary cancer[J]. Asia Pac J Clin Oncol, 2017, 13(3):172 - 178.

［2］ LEJLA K, HARM H A, DOENJA M J L, et al. The effects of multidisciplinary team meetings on clinical practice for colorectal, lung, prostate and breast cancer: a systematic review[J]. Cancers (Basel), 2021, 13(16):4159.

［3］ TEMECK B K, FLEHINGER B J, MARTINI N. A retrospective analysis of 10 years survivors from carcinoma of the lung[J]. Cancer, 1984, 53(6):1405 - 1408.

24 多学科合作治疗尤文肉瘤患儿的顽固性癌痛

◆ 24.1 病史摘要

——基本病史——

患儿,女性,9岁,因"右侧髋关节、膝关节疼痛6个月"入院。2021年5月因右髋关节及右膝关节疼痛伴明显活动障碍起病,口服钙剂治疗后症状仍加重。2021年11月19日于当地医院行"右侧髂骨病变穿刺活检术"。术后病理报告示:尤文肉瘤。24日给予化疗,具体方案为:吡柔比星80 mg d1+异环磷酰胺4 g d1~4。12月26日给予化疗,具体方案为:吡柔比星30 mg/d d1~2+长春新碱1.4 mg/d d1+环磷酰胺1 g/d d1~2。2022年1月15日给予化疗,具体方案为:异环磷酰胺1.8 g d1~4+依托泊苷100 mg d1~4。化疗后疼痛仍未能明显控制,疼痛范围为右侧下肢上段、髋关节和膝关节,性质为持续性刺痛、放射痛,伴跛行及活动障碍,双下肢活动受限。给予曲马多50 mg,疼痛可改善。疼痛严重时影响睡眠和情绪,睡眠、食欲差。

入院体格检查

ECOG PS 3，NRS 静息状态评分 2 分，活动时疼痛评分 6 分。右侧下肢有触痛。患儿拒绝查体。

入院后实验室及其他检查

患儿盆腔 MRI 检查见右侧髂窝区巨大团块及异常信号（彩图 3）。

诊断：右髂骨恶性肿瘤化疗后，右髂骨尤文肉瘤；Enneking 分期 $G_2T_2M_0$，ⅡB 期；AJCC 分期 $T_3N_0M_0G_2$，ⅢB 期。

入院后诊疗经过

为缓解疼痛，盐酸曲马多缓释片加量至 100 mg，效果不佳，改用口服吗啡 5 mg，用药后患儿出现嗜睡，但生命体征平稳。为减轻患儿疼痛，给予个体化综合治疗。

（1）镇痛治疗：请疼痛科及临床药师组会诊，建议采用超声引导下神经阻滞镇痛治疗，但患儿及家属表示拒绝。临床药师组会诊建议规范行疼痛评估和药物剂量滴定。在充分评估用药风险后给予患儿硫酸吗啡缓释片 10 mg 每 12 小时 1 次镇痛治疗并视患儿疼痛缓解程度调整药物治疗方案，爆发痛时给予盐酸吗啡片 5 mg 口服滴定，24 小时内共 4 次。

（2）抗肿瘤治疗：针对右侧髂骨病灶行 IMRT，第 1 步计划 DT＝30 Gy/10 F/14 d，第 2 步计划 DT＝20 Gy/10 F/14 d（见彩图 3）。

（3）心理医学科认知行为干预疗法：通过音乐、故事、游戏、聊天等分散注意力。

患儿放疗后，疼痛明显减轻，NRS降至1分，活动不再受限，睡眠及情绪改善。有呕吐、便秘等不良反应，对症治疗后好转。MRI影像显示右侧髂窝区病灶明显缩小（图24-1）。

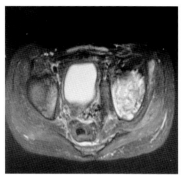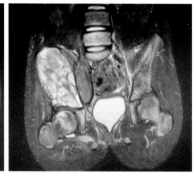

图 24-1　MRI 影像显示右侧髂窝区病灶明显缩小

24.2　临床特征归纳

（1）患儿9岁，右髋关节及右膝关节疼痛伴明显活动受限，活检病理报告示尤文肉瘤。

（2）一线治疗：给予患儿3周期全身静脉化疗，疼痛未控制。

（3）二线治疗：原发病灶局部放疗，同时给予止痛药物对症处理，并积极采取心理干预措施。

24.3　诊疗过程讨论

患儿为右髂骨尤文肉瘤,术后给予 3 周期全身静脉化疗后疼痛未明显控制。疼痛是儿童癌症发生、发展、诊断、治疗等过程中最常见的症状之一,也是患儿产生惊恐、恐惧的最重要原因。几乎所有的癌症患儿在其病程中都会经历疼痛,其中 50% 以上患儿在某一时刻会有重度疼痛。儿童癌痛的处理相对于成人癌痛来说更为困难,需要更多的关注。不论是癌痛的评估还是药物剂量的准确计算,以及不良反应的观察处理,都很关键。对于本例中的患儿,我们最需解决的问题是缓解疼痛,在针对原发病灶进行治疗的同时,我们应当采用何种手段、何种药物减轻疼痛? 阿片类药物对于肿瘤患儿而言是否安全?

患儿入院后 8 小时内应常规评估疼痛程度,量化评估疼痛时,重点评估最近 24 小时内患儿最严重和最轻的疼痛程度。对癌症患儿的疼痛及相关病情进行全面评估,包括疼痛病因和类型、疼痛发作频率、止痛治疗、重要器官功能、心理精神状态、家庭及社会支持情况及既往史等。癌痛动态评估是指持续、动态监测、评估癌痛患儿的疼痛症状及变化情况[1]。

因疼痛,患儿无法配合摆位,请疼痛科及临床药师组会诊后建议采用超声引导下神经阻滞镇痛治疗,但家属表示拒绝,临床药师组会诊建议规范行疼痛评估和药物剂量滴定。儿童使用吗啡类药物一般来说是安全的。几乎每个恶性肿瘤患儿在疾病的某一时期都会经历疼痛,疼痛原因与成人肿瘤相似,儿童癌痛治疗目标和疼痛控制标准也与成人癌痛相似,只是安全参考剂量不同[2,3]。在充分评估用药风险后给予患儿硫酸吗啡缓释片 10 mg 每 12 小时 1 次镇痛治疗并视患儿疼痛缓解程度调整药物治疗方案,爆发痛时给予盐酸吗啡片 5 mg 口服滴定,24 小时内共 4 次[3,4]。

在对因治疗上,针对患儿疼痛,我们采用局部放疗以达到减瘤目的。在对症处理上,采用阿片类药物以达到镇痛、舒缓患儿情绪的目的。

本病例带来的思考:针对患者的癌性疼痛,应当建立个体化治疗方案,儿童癌痛更应当在此基础上采取 MDT 指导的综合治疗方案,遵循规范化癌痛治疗原则,注意不良反应,加强患者及家属宣教,从 0 到 1,规范思路。开展全年龄段的无痛,我们相信从这个患儿开始,我们对儿童的无痛管理和全年龄段的无痛管理会有一个更规范、更人性化的提升。

◈ 24.4 专家点评

尤文肉瘤是儿童中发病率第二的原发性骨肿瘤,局限性骨痛是尤文肉瘤患者最常见的首发症状,可见于大约 90% 的患者,疼痛早期往往为间断性,逐渐发展为持续性,可严重影响患者精神状态。原则上而言,NCCN 指南一线推荐的药物治疗方案为 VDC/IE,对于不能进行手术、肿瘤未能完整切除、术后切缘阳性的患者和化疗药物抵抗的患者,放疗可以作为治疗手段。顽固性周围神经痛的处理比较困难,可以根据具体情况选择射频热凝或化学药物破坏神经的神经毁损术、脊髓电刺激、鞘内药物输注系统和外周神经电刺激等局部治疗方法[5]。患儿就诊时已行 3 周期全身静脉化疗,疼痛未能明显控制,已严重影响生活质量,NRS 评分最高 6 分。因此,在针对原发病灶进行治疗的同时,采用何种手段、何种药物减轻患儿疼痛是首当解决的重要难题。本例中,针对患儿原发病灶,给予放疗减瘤,不但减轻了患儿家庭的经济负担,还控制了患儿的疼痛;同时合理评估镇痛药物剂量,正确应用阿片类药物镇痛,以缓解患儿情绪,辅以心理干预疗法的综合治疗,极大地缓解了患儿的疼痛感受。这种个体化的医疗,能够在缓解病情的同时更好地改善患儿的生存质量。

(作者:路鹏霏　点评:詹琼)

参考文献

[1] 中华人民共和国国家卫生健康委员会. 癌症疼痛诊疗规范(2018 年版)[J].临床肿瘤学杂志,2018,23(10):937 - 944.

[2] 崔月倩,孙腾宇,侯军君,等. 癌痛治疗中阿片类药物的滴定方法及个体化应用[J].肿瘤研究与临床,2021,33(10):785 - 788.

[3] 邓硕曾,张金华,林磊.镇痛四阶梯与癌痛的优化管理[J].中华疼痛学杂志,2021,17(5):459 - 461.

[4] DENG G. Integrative medicine therapies for pain management in cancer patients[J]. Cancer J, 2019,25(5):343 - 348.

[5] ZHANG H. Cancer pain management-new therapies[J]. Curr Oncol Rep, 2022,24(2):223 - 226.

25 多次局部进展的转移性直肠癌的综合治疗

◇ 25.1 病史摘要

基本病史

患者,男性,52岁,因"直肠癌术后2年,复发1周"于2018年12月就诊。患者2016年11月15日因"直肠癌"行直肠癌根治术(Dixon)。术后病理报告示:距肛11 cm(直肠)中分化腺癌(溃疡型,范围5 cm×4.5 cm),侵达外膜,未累及上、下手术切缘及环周切缘,未见肯定的神经及脉管侵犯,肠周淋巴结内未见癌转移(0/14);基因检测:*KRAS G12D*基因突变。术后行7周期化疗(奥沙利铂+氟尿嘧啶),未行放疗。

2018年11月PET/CT检查示:骶1前方左侧髂血管旁高代谢结节,考虑转移,累及左侧输尿管(致左侧肾盂、输尿管扩张),并与左侧髂动脉关系密切。

入院体格检查

ECOG PS 0分。浅表淋巴结未扪及肿大。腹软,未扪及肿物,无压痛、反跳痛。双下肢无水肿。

入院后诊疗经过

该例为 *KRAS* 基因突变的 mCRC 患者,但转移瘤很局限,肿瘤负荷较小。一线治疗选择贝伐珠单抗联合伊立替康、卡培他滨化疗。3 周期化疗后疗效评价为 PR。3 周期化疗后联合局部放疗。放疗后疗效评价 PR。继续原方案治疗 3 周期,后续以贝伐珠单抗联合卡培他滨维持治疗。由于手足综合征严重,患者拒绝继续使用卡培他滨,之后贝伐珠单抗维持治疗,直至 2020 年 4 月局部转移增大。一线治疗总时间约 16 个月。

二线治疗选择贝伐珠单抗跨线治疗,联合奥沙利铂和雷替曲塞化疗,2 周期后调整为贝伐珠单抗联合雷替曲塞维持治疗。2021 年 4 月 CEA 升高,转移瘤缓慢增大,左侧输尿管上段扩张,并且出现腰部酸胀不适,评价病情进展。二线治疗时间达 12 个月。

三线治疗选择瑞戈非尼治疗,2022 年 1 月骶前肿块再次增大,PET/CT 见病灶除骶前转移瘤外,新增一孤立腹膜后淋巴结转移。三线治疗时间约 9 个月。

再次进行血液基因检测:*KRAS* 野生型。患者 *KRAS* 基因突变被清除,治疗方案选择西妥昔单抗联合曲氟尿苷替匹嘧啶治疗,并行骶前局部病灶及腹膜后淋巴结局部放疗。2022 年 12 月因为曲氟尿苷替匹嘧啶导致骨髓抑制而换用呋喹替尼,并且此时还确诊肺腺癌,驱动基因阴性,PD-L1 TPS 30%,肺部病灶射频消融后给予替雷利珠单抗治疗。截至 2023 年 9 月病期持续稳定超过 20 个月。

25.2 临床特征归纳

（1）患者,男性,52 岁,直肠癌术后 2 年盆腔复发,转移瘤较局限。

（2）一线贝伐珠单抗＋伊立替康＋卡培他滨继以贝伐珠单抗维持治疗,PFS 16 个月。

（3）二线贝伐珠单抗＋奥沙利铂＋雷替曲塞继以贝伐珠单抗＋雷替曲塞维持治疗,PFS 12 个月。

（4）三线瑞戈非尼治疗,PFS 9 个月。

（5）四线治疗前血液基因检测示 *KARS* 野生型,西妥昔单抗联合曲氟尿苷替匹嘧啶治疗,转移灶局部放疗,PFS＞20 个月。

（6）直肠癌术后 4 年合并肺腺癌,给予局部射频消融,联合 PD‐1 单抗治疗。

25.3 诊疗过程讨论

患者为转移性肠癌,*KRAS G12D* 突变,MSS。既往研究证实,贝伐珠单抗联合化疗较之于单纯化疗,可有效改善 mCRC 的 PFS 和 OS[1]。所以我们选择的一线治疗方案是贝伐珠单抗联合伊立替康、卡培他滨化疗。而且因为患者 PET/CT 提示为局部复发,在 3 周期化疗使肿瘤初步得到控制之后,又及时联合了局部放疗。放疗后继续补充 3 周期原方案治疗。但化疗 6 周期后,患者因骨髓功能差而不能耐受两药联合化疗。荟萃分析显示,贝伐珠单抗联合卡培他滨的维持治疗能为患者带来最长的生存获益[2]，所以我们选择贝伐珠单抗联合卡培他滨的维持治疗。之后又因为患者手足综合征较重，拒绝继续卡培他滨治疗，仅行贝伐珠单抗单药靶向维持治疗，直至局部转移瘤增大，疾病进展。一线治疗总时间约 16 个月。

病情进展后，参考既往临床试验结果[3]，选择贝伐珠单抗跨线继续抗血管生成治疗。因患者不能耐受卡培他滨化疗，换用奥沙利铂联合雷替曲塞化疗。治疗 2 周期后，因患者骨髓功能差，不能耐受两药联合化疗，仅行贝伐珠单抗联合雷替曲塞维持治疗。治疗 6 个月后复查，局部转移瘤呈缓慢增大趋势，整体病情稳定，继续二线维持治疗。二线治疗时间达 12 个月时，CEA 升高，转移瘤缓慢增大，左侧输尿管上段扩张，并且出现腰部酸胀不适，评价病情进展。

在选择三线治疗方案时，参考 CSCO 指南，有 3 种选择方案，分别是瑞戈非尼、呋喹替尼及曲氟尿苷替匹嘧啶。考虑到患者身体较弱、骨髓功能差，而且既往研究提示，mCRC 患者在三线治疗时接受去化疗方案可有效改善患者的身体状态，有利于后线治疗[4]。所以选择瑞戈非尼靶向治疗。三线治疗时间约 9 个月。

三线治疗失败后，患者接受我们的建议，行液体活检复查基因状态，结果回报 *KRAS* 基因突变被清除，变为全 RAS 野生型 mCRC 患者。国内研究显示：mCRC 患者的基因状态存在时空异质性，并与预后相关，提示我们要随着基因状态的改变调整治疗策略[5]。所以四线治疗方案选择了西妥昔单抗联合曲氟尿苷替匹嘧啶治疗。而且患者复查 PET/CT 提示仍为局部复发为主,全身肿瘤负荷较小。所以再次进行局部放疗。后续因为化疗药物引起骨髓抑制而停化疗药,改为呋喹替尼治疗,患者病情至今已稳定 20 个月,生活质量也很高。

◈ 25.4 专家点评

晚期转移性结直肠癌(CRC)对一线和二线治疗的耐药性是由患者体内的分子异质性引起的,但是反复进行组织活检在临床操作上不具可行性,而且肿瘤细胞存在空间和时间的异质性。由于肿瘤细胞分解,释放 DNA 到血液中,因此,通过液体活检检查循环肿瘤 DNA(ctDNA),有可能应用于CRC 患者的全程管理,包括早期诊断、最小残留疾病评估、治疗性靶点检测和疗效监测。连续的 ctDNA 检测可能有助于监测治疗效果,ctDNA 的早期变化可作为疗效评判的标志。ctDNA 可以追踪 *RAS* 克隆以监测耐药或接受抗 EGFR 再挑战的可能性。

中山大学肿瘤防治中心徐瑞华等进行的前瞻性观察性研究显示,配对基线组织和血浆样本的 *RAS/BRAF* 改变显示出良好的一致性(81.0%,51/63)。经过一段时间的一线治疗(从基线到最后一次液体活检的中位时间为 4.67 个月),42.6%(26/61)的 *RAS* 突变患者显示出 *RAS* 清除率,50.0%(5/10)的 *BRAF* 突变患者显示出 BRAF 清除率[5]。

液体活检检测 *RAS/BRAF* 基因状态来指导治疗方案的选择,目前还处于研究论证阶段,还需要进一步的研究确认。本例在四线治疗时患者以局部病灶进展为主,后续的疾病控制究竟是局部放疗起了较大作用，还是西妥昔单抗联合化疗起了主要作用，很难分清楚。结合疾病的发展过程来看，几次进展都是以转移灶的局部复发进展为主，因此，本例能够得到比较好的疾病控制，可能主要还是得益于疾病主要是局部进展的缘故。

（作者：盖凯　　点评：梁晓华）

参考文献

［1］ HURWITZ H, FEHRENBACHER L, NOVOTNY W, et al. Bevacizumab plus irinotecan, fluorouracil, and leucovorin for metastatic colorectal cancer［J］. N Engl J Med, 2004, 350(23): 2335 - 2342.

［2］ ZHAO L, WANG J, LI H, et al. Meta-analysis comparing maintenance strategies with continuous therapy and complete chemotherapy-free interval strategies in the treatment of metastatic colorectal cancer［J］. Oncotarget, 2016, 7(22): 33418 - 33428.

［3］ KUBICKA, S, GREIL R, ANDRÉ T, et al. Bevacizumab plus chemotherapy continued beyond first progression in patients with metastatic colorectal cancer previously treated with bevacizumab plus chemotherapy: ML18147 study KRAS subgroup findings［J］. Ann Oncol, 2013, 24(9): 2342 - 2349.

［4］ VAN CUTSEM E, CERVANTES A, ADAM R, et al. ESMO consensus guidelines for the management of patients with metastatic colorectal cancer［J］. Ann Oncol, 2016, 27(8): 1386 - 1422.

［5］ WANG F, HUANG Y S, WU H X, et al. Genomic temporal heterogeneity of circulating tumour DNA in unresectable metastatic colorectal cancer under first-line treatment［J］. Gut, 2022, 71(7): 1340 - 1349.

26 BRAF V600E 突变低位直肠癌多学科诊疗

◈ **26.1 病史摘要**

── **基本病史** ──

患者,男性,56 岁,因"大便带血 1 年"起病。2019 年 2 月肠镜检查报告:直肠巨大溃疡型新生物。活检示黏膜内癌形成,累及黏膜肌,可疑黏膜下浸润。2019 年 3 月 26 日至 5 月 13 日行同步放化疗(50.4 Gy/28 F)及 6 周期 XELOX 方案化疗,末次化疗为 2019 年 8 月。2019 年 9 月 27 日行"腹腔镜下直肠癌扩大根治术＋右侧精囊腺盆丛神经切除术＋右侧髂血管部分切除术＋前列腺部分切除术＋双侧输尿管探查术＋恶性肿瘤特殊治疗＋Z 形皮瓣成形"。术后病理报告示:中低分化腺癌(肿瘤分化程度 G2～G3),肿瘤侵及肠壁与前列腺之间粘连的纤维结缔组织,未侵及前列腺实质;脉管内癌栓形成,伴有神经受侵。淋巴结 3/12 枚阳性。免疫组化:MLH1(＋),MSH2(＋),MSH6(＋),PMS2(＋),Ki－67(约50％),HER2(－)。基因检测:$KRAS$、$NRAS$、$PIK3CA$ 野生型,$BRAF\ V600E$ 突变。术后诊断:直肠腺癌新辅助放化疗后术后($ypT_{4b}N_{1b}M_0$,ⅢB 期,MSS,LVI＋,PNI＋)。术后骶尾部疼痛,骶尾部形成窦道,予以置管引流、冲洗换药等。

入院后实验室及其他检查

2019 年 11 月复查胸部 CT 提示新增右肺中叶外段 1 cm
结节。

入院后诊疗经过

经 MDT 讨论,考虑右肺中叶结节系转移,建议予以化
疗,贝伐珠单抗暂缓使用。2019 年 11 月 26 日至 2020 年 3
月 20 日行二线化疗,FOLFIRI 化疗 9 周期,第 4 周期起加贝
伐珠单抗。复查肺部转移病灶缩小、变淡,疗效评价 PR。
2020 年 3~6 月以卡培他滨维持治疗。

2020 年 7 月胸部 CT 示双肺多发性结节,较前增多、增
大。MDT 讨论:因结节小,穿刺失败率高,建议行手术明确
病理。7 月 21 日行右侧上、中、下叶肺楔形切除术。术后病
理报告示:右肺上、中、下叶结节均为转移性腺癌(中低分
化),直肠癌转移,pMMR,BRAF V600E(+)。针对左肺转
移灶行 SBRT(45 Gy/3 F)。2020 年 8 月至 2021 年 1 月三线
治疗:达拉非尼 150 mg 每天 2 次＋曲美替尼 2 mg 每天 1
次＋西妥昔单抗 600 mg 每周 1 次,共 12 周期。

2021 年 2 月 2 日胸部 CT 检查示右前胸壁软组织增厚影
(图 26 - 1)。2021 年 2 月 5 日右侧胸壁穿刺,术后病理报告
示:转移性腺癌(中、低分化)。PD - L1 CPS 10。2021 年 2~
4 月行四线治疗:替吉奥 60 mg 每天 2 次＋贝伐珠单抗

400 mg＋帕博利珠单抗 200 mg，治疗 4 周期。2021 年 2 月 22 日至 3 月 11 日针对胸壁转移病灶行 SBRT（30 Gy/2 F＋ 15 Gy/2 F＋10 Gy/1 F）。

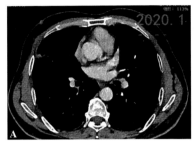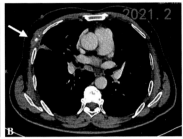

图 26‑1　胸部 CT 影像

A. 2020 年 1 月影像；B. 2021 年 2 月影像，右前胸壁软组织肿块。

2021 年 6 月 1 日胸部 CT 提示双肺结节部分较前稍增大，疗效评价为 PD。6 月 1 日至 8 月 27 日行五线治疗：6 周期贝伐珠单抗＋FOLFOXIRI 方案化疗。

2021 年 10 月患者胸闷、气急、咳嗽进行性加重，平卧位困难，不伴咯血、胸痛、畏寒、发热。10 月 26 日胸部、上腹部 MRI 平扫加增强检查示：双肺多发性结节较前增大增多，纵隔内及后腹膜多发性淋巴结较前增大，双侧胸腔积液，较前明显增多。2021 年 12 月患者因疾病进展死亡。

26.2　临床特征归纳

（1）患者，男性，56 岁。

（2）局部晚期直肠腺癌，*BRAF V600E* 突变。

（3）新辅助放化疗后行根治性手术。

（4）术后 2 个月肺转移。二线使用两药化疗以及推迟使用贝伐珠单抗。患者二线治疗疗效较好，且疾病控制持续时间较长。但后续因肺部转移病灶多次增加、胸壁转移等情况，多线治疗（靶向、化疗、免疫等）。OS 34 个月。

◈ 26.3　诊疗过程讨论

该患者是 *BRAF V600E* 突变肠癌，该类型在肠癌所占比例较少，在 mCRC 中占 8%～12%[1,2]。肠癌 *BRAF V600E* 突变的患者预后一般很差，TRIBE 研究中显示 *BRAF* 或 *RAS* 突变的患者对比 *RAS/BRAF* 野生的患者 OS 显著更差[3]。该患者 OS 达 34 个月，远远超过既往统计的 *BRAF V600E* 突变肠癌的中位 OS，这依赖于患者基因检测的精准用药、多线抗肿瘤治疗及多学科协作的努力。但在长达近 3 年的肿瘤治疗过程中，也有一些需要进一步思考的地方，为后续其他 *BRAF V600E* 突变患者提供治疗借鉴。

（1）尽早明确基因状态，规划全程治疗：患者在治疗初期，行肠镜确诊后，如果能利用活检组织行基因检测，尽早发现患者系 *BRAF V600E* 突变肠癌，也许患者后续治疗方式上会加强治疗强度，对后续全程治疗的合理、精准规划有所帮助。

（2）新辅助放化疗优势人群的精准挑选：本例患者在术前行全程新辅助放化疗，但结合术后病理以及反应情况，患者对新辅助治疗响应不佳,也可能与患者系 *BRAF V600E* 突变肠癌有关。但从侧面提示我们,术前全程新辅助放化疗、短程放疗、长程放疗等新辅助治疗方式,因视患者个体情况进行选择,不能一概而论。每一种治疗方式,应该有其治疗的优势人群,还需更加详细的筛选条件来帮助我们精准挑选人群。

(3)肠癌肺转移优效的治疗策略:该患者疾病发展过程中,一个重要的特点是:患者反复疾病进展均在肺部,从未出现肝脏转移,这也由患者肿瘤特性决定。肠癌肺转移患者往往进展缓慢,随访观察也是一种治疗方式。

(4)肿瘤疗效与生活质量的权衡:该患者系企业领导,对社交需求较高,经济状况较好。在整个治疗过程中,除针对肿瘤进行治疗外,也结合了患者工作需求、社交需求,疾病前期的治疗对患者生活质量影响较小。2019 年《新英格兰医学杂志》上公布的 BEACON 研究中期分析也看到了类似的结果。BEACON 研究将一线或二线治疗失败的 *BRAF* 突变的肠癌患者随机分为 encorafenib、binimetinib 和西妥昔单抗三药靶向组,encorafenib 和西妥昔单抗双药靶向组,或西妥昔单抗联合伊立替康或 FOLFIRI(对照组)。对照组中位 OS 为 5.4 个月,三药靶向组为 9.0 个月(*HR* 0.52;95%*CI*:0.39~0.70;*P*<0.001),两药靶向组为 8.4 个月(*HR* 0.60;95%*CI*:0.45~0.79;*P*<0.001)。三药组 ORR 为 26%,两药组为 20%,对照组仅为 2%(*P*<0.001)[4]。所以基于 BEACON 研究结果,*BRAF V600E* 突变肠癌在当时 NCCN 指南也推荐 EGFR 抑制剂+BRAF 抑制剂+MEK 抑制剂,

结合患者经济状况,使用了达拉非尼＋曲美替尼＋西妥昔单抗。

◈ 26.4　专家点评

该患者为 *BRAF V600E* 突变型直肠癌,该类型肠癌通常疗效较差,预后不良。然而,通过个体化治疗和不同治疗策略的组合,仍然有机会改善患者的生存和生活质量。该患者治疗过程中多次出现疾病进展,经 MDT 讨论后接受了多线治疗,包括:抗血管生成治疗、靶向治疗、免疫治疗、化疗及放疗。虽然每个方案有效时间不长,但 OS 达到 34 个月,超过既往文献数据。因此,对晚期恶性肿瘤,即使是预后较差的患者,治疗决策应该基于每位患者的具体情况,并且需要密切监测及不断调整治疗计划。此外,患者与医疗团队的密切合作也是实现最佳结果的关键因素。

（作者:张礼　点评:詹琼）

参考文献

［1］ TIE J, GIBBS P, LIPTON L, et al. Optimizing targeted therapeutic development: analysis of a colorectal cancer patient population with the BRAF(V600E) mutation[J]. Int J Cancer, 2011,128(9):2075-2084.

［2］ TOL J, NAGTEGAAL I D, PUNT C J. BRAF mutation in metastatic colorectal cancer[J]. N Engl J Med, 2009,361(1):98-99.

［3］ LOUPAKIS F, CREMOLINI C, MASI G, et al. Initial therapy with FOLFOXIRI and bevacizumab for metastatic colorectal cancer［J］. N Engl J Med, 2014,371(17):1609 - 1618.

［4］ KOPETZ S, GROTHEY A, YAEGER R, et al. Encorafenib, binimetinib, and cetuximab in BRAF V600E-mutated colorectal cancer ［J］. N Engl J Med, 2019,381(17):1632 - 1643.

附录 1 2021 年"星领航"肿瘤病例演讲全国大奖赛赛程和获奖名单

初赛 第一场

时　　间：2021 年 5 月 23 日

评　　委：梁晓华/复旦大学附属华山医院

娄广媛/中国科学院大学附属肿瘤医院

闵大六/上海交通大学附属第六人民医院

沈　波/江苏省肿瘤医院

许　青/同济大学附属第十人民医院

张在云/山东大学附属第二医院

周鑫莉/复旦大学附属华山医院

参赛选手：李　婷/山东省立三院

侍方方/南京中大医院

鲍正强/山东大学第二医院

陈　挺/中国科学院大学宁波华美医院

潘半舟/江苏省肿瘤医院

陈柳晰/中国科学院大学宁波华美医院

陈　辰/江苏省肿瘤医院

单　琳/复旦大学附属华东医院

晋级选手：陈　挺/中国科学院大学宁波华美医院

潘半舟/江苏省肿瘤医院

陈　辰/江苏省肿瘤医院

侍方方/南京中大医院

初赛 第二场

时　　间：2021 年 6 月 20 日

评　　委：梁晓华/复旦大学附属华山医院

　　　　　李　勇/海军军医大学附属公利医院

　　　　　汪济东/海军安庆医院

　　　　　熊建平/南昌大学第一附属医院

　　　　　郑磊贞/上海交通大学医学院附属新华医院

　　　　　张志红/安徽省肿瘤医院

　　　　　周鑫莉/复旦大学附属华山医院

参赛选手：刘　莎/安徽医科大学第一附属医院

　　　　　田　田/安徽省肿瘤医院

　　　　　王　敏/厦门医学院附属龙海第一医院

　　　　　王　玉/复旦大学附属华山医院

　　　　　叶伶云/上海市肺科医院

　　　　　夏明林/海军安庆医院

　　　　　王中港/厦门医学院附属龙海第一医院

　　　　　张　洁/上海交通大学医学院附属第六人民医院

晋级选手：王　玉/复旦大学附属华山医院

　　　　　刘　莎/安徽医科大学第一附属医院

　　　　　田　田/安徽省肿瘤医院

　　　　　夏明林/海军安庆医院

初赛 第三场

时　　间：2021 年 6 月 26 日

评　　委：梁晓华/复旦大学附属华山医院

　　　　　蒿艳蓉/广西壮族自治区人民医院

　　　　　李祥攀/武汉大学人民医院

　　　　　刘　羽/武汉大学中南医院

唐　求/武汉市中心医院

余　锋/南昌大学第一附属医院

曾　辉/武汉市第六医院

参赛选手：潘梅芳/广西医科大学第一附属医院

刘洋洋/南昌大学第一附属医院

况　鹏/南昌大学第一附属医院

孔双喜/武汉市中心医院

张静琼/武汉市中心医院

黄　琳/武汉市第一医院

兰海燕/广西壮族自治区人民医院

李曾艳/襄阳市第一人民医院

晋级选手：兰海燕/广西壮族自治区人民医院（因故退出半决赛）

李曾艳/襄阳市第一人民医院

张静琼/武汉市中心医院

潘梅芳/广西医科大学第一附属医院

况　鹏/南昌大学第一附属医院

初赛　第四场

时　　间：2021 年 7 月 10 日

评　　委：梁晓华/复旦大学附属华山医院

卢　进/四川省肿瘤医院

闵大六/上海交通大学附属第六人民医院东院

张　涛/重庆医科大学附属第一医院

梁　进/昆明医科大学第一附属医院

沈　赞/上海交通大学附属第六人民医院

徐　静/贵州中医药大学第二附属医院

参赛选手：李国栋/贵州中医药大学第二附属医院

周永红/云南省肿瘤医院

李旻珉/重庆医科大学附属第一医院

张　礼/四川省肿瘤医院
周春艳/昆明医科大学附属第三医院
王　伟/重庆大学附属三峡医院
孙丽娥/贵州中医药大学第二附属医院
胡维妙/成都锦江大观医院
晋级选手：张　礼/四川省肿瘤医院
周永红/云南省肿瘤医院
周春艳/云南省肿瘤医院
李旻珉/重庆医科大学附属第一医院

初赛　第五场

时　　间：2021 年 7 月 31 日
评　　委：梁晓华/复旦大学附属华山医院
何志勇/福建省肿瘤医院
周鑫莉/复旦大学附属华山医院
詹　琼/复旦大学附属华山医院
王凤玮/天津市人民医院
冀学宁/大连大学附属中山医院
朱　巍/包头市中心医院
邢德君/吉林省肿瘤医院
王凤玮/天津市人民医院
参赛选手：白连伟/吉林省肿瘤医院
张　颖/中国医科大学附属盛京医院
刘　波/天津医科大学总医院
戴隆妹/福建省三明市第二医院
曲彦军/大连医科大学附属第二医院
张　健/深圳市罗湖区人民医院
陈美婷/中山大学肿瘤防治中心
刘　畅/天津医科大学总医院

　　　　　　　肖　　平/天津医科大学总医院
晋级选手：白连伟/吉林省肿瘤医院
　　　　　　曲彦军/大连医科大学附属第二医院
　　　　　　张　　健/深圳市罗湖区人民医院
　　　　　　刘　　畅/天津医科大学总医院

初赛　第六场

时　　间：2021 年 8 月 14 日
评　　委：姚　　煜/西安交通大学第一附属医院
　　　　　　侯小明/兰州大学第一医院
　　　　　　刘春玲/新疆医科大学附属肿瘤医院
　　　　　　邱春丽/咸阳市中心医院
　　　　　　陈江涛/新疆医科大学第一附属医院
　　　　　　王　　娜/兰州大学第二医院
　　　　　　高平生/宁夏回族自治区人民医院
　　　　　　李　霞/山西省晋城市人民医院
　　　　　　简　　文/空军军医大学西京医院
　　　　　　师卫华/银川市第一人民医院
　　　　　　尤向辉/空军军医大学唐都医院
参赛选手：訾　　瑞/宁夏医科大学总医院
　　　　　　伏彩红/甘肃省肿瘤医院
　　　　　　李索妮/陕西省肿瘤医院
　　　　　　李进磊/山西省晋城市人民医院
　　　　　　李　南/新疆维吾尔自治区中医医院
　　　　　　郭愿愿/西安长安医院
　　　　　　王文娟/西安交通大学第一附属医院
　　　　　　任登峰/青海大学附属医院
晋级选手：訾　　瑞/宁夏医科大学总医院
　　　　　　李索妮/陕西省肿瘤医院

王文娟/西安交通大学第一附属医院

郭愿愿/西安长安医院

半决赛 第一场比赛

时　　间：2021年9月11日

评　　委：梁晓华/复旦大学附属华山医院

　　　　　周鑫莉/复旦大学附属华山医院

　　　　　詹　琼/复旦大学附属华山医院

　　　　　张燕捷/上海交通大学医学院附属第九人民医院

　　　　　王彩莲/东南大学附属中大医院

　　　　　饶创宙/中国科学院大学宁波华美医院

　　　　　刘超英/无锡市人民医院

参赛选手：曲彦军/大连医科大学附属第二医院

　　　　　刘　畅/天津医科大学总医院

　　　　　王　玉/复旦大学附属华山医院

　　　　　夏明林/海军安庆医院

　　　　　陈　挺/中国科学院大学宁波华美医院

　　　　　田　田/安徽省肿瘤医院

　　　　　李曾艳/襄阳市第一人民医院

　　　　　陈　辰/江苏省肿瘤医院

　　　　　侍方方/东南大学附属中大医院

　　　　　潘半舟/江苏省肿瘤医院

　　　　　潘梅芳/广西医科大学第一附属医院

晋级选手：刘　畅/天津医科大学总医院

　　　　　王　玉/复旦大学附属华山医院

　　　　　陈　辰/江苏省肿瘤医院

　　　　　潘半舟/江苏省肿瘤医院

　　　　　陈　挺/中国科学院大学宁波华美医院

　　　　　田　田/安徽省肿瘤医院（因故退出决赛）

半决赛　第二场比赛

时　　间：2021 年 10 月 10 日

评　　委：梁晓华/复旦大学附属华山医院

　　　　　周鑫莉/复旦大学附属华山医院

　　　　　詹　琼/复旦大学附属华山医院

　　　　　卢　进/四川省肿瘤医院

　　　　　张　涛/重庆医科大学附属第一医院

　　　　　梁　进/昆明医科大学第一附属医院

　　　　　李　勇/海军军医大学附属公利医院

参赛选手：李旻珉/重庆医科大学附属第一医院

　　　　　张　健/深圳罗湖区人民医院

　　　　　訾　瑞/宁夏医科大学总医院

　　　　　张　礼/四川省肿瘤医院

　　　　　李索妮/陕西省肿瘤医院

　　　　　周永红/云南省肿瘤医院

　　　　　张静琼/武汉市中心医院

　　　　　周春艳/云南省肿瘤医院

　　　　　郭愿愿/西安长安医院

　　　　　况　鹏/南昌大学第一附属医院

　　　　　王文娟/西安交通大学第一附属医院

晋级选手：李旻珉/重庆医科大学附属第一医院

　　　　　张　健/深圳罗湖区人民医院

　　　　　李索妮/陕西省肿瘤医院

　　　　　周永红/云南省肿瘤医院

　　　　　郭愿愿/西安长安医院

总决赛

时　　间：2021 年 10 月 23 日

评　　委：梁晓华/复旦大学附属华山医院

何志勇/福建省肿瘤医院

周鑫莉/复旦大学附属华山医院

胡　洁/复旦大学附属中山医院

詹　琼/复旦大学附属华山医院

郭伟剑/复旦大学附属肿瘤医院

姜　斌/上海交通大学医学院附属第九人民医院

卢　进/四川省肿瘤医院

饶创宙/中国科学院大学宁波华美医院

蒋红良/绍兴第二医院

梁　进/昆明医科大学第一附属医院

李祥攀/武汉大学人民医院

许　青/同济大学附属第十人民医院

沈　波/江苏省肿瘤医院

张燕捷/上海交通大学医学院附属第九人民医院

孙　涛/辽宁省肿瘤医院

姚　煜/西安交通大学第一附属医院

王彩莲/东南大学附属中大医院

王凤玮/天津市人民医院

参赛选手：陈　挺/中国科学院大学附属宁波华美医院

李索妮/陕西省肿瘤医院

李旻珉/重庆医科大学附属第一医院

潘半舟/江苏省肿瘤医院

张　健/深圳罗湖区人民医院

陈　辰/江苏省肿瘤医院

刘　畅/天津医科大学总医院

郭愿愿/西安长安医院

王　玉/复旦大学附属华山医院

周永红/云南省肿瘤医院

2021年"星领航"肿瘤病例演讲
全国大奖赛总决赛获奖名单

一等奖

李索妮/陕西省肿瘤医院

二等奖

刘　畅/天津医科大学总医院

王　玉/复旦大学附属华山医院

三等奖

潘半舟/江苏省肿瘤医院

张　健/深圳罗湖区人民医院

周永红/云南省肿瘤医院

优胜奖

陈　挺/中国科学院大学附属宁波华美医院

郭愿愿/西安长安医院

李旻珉/重庆医科大学附属第一医院

陈　辰/江苏省肿瘤医院

初赛　第一场(肺癌 1 组)

时　　间：2022 年 7 月 9 日

评　　委：梁晓华/复旦大学附属华山医院

　　　　　陈小兵/河南省肿瘤医院

　　　　　闵大六/上海交通大学附属第六人民医院

　　　　　温居一/解放军总医院第六医学中心

　　　　　张志红/安徽省肿瘤医院

　　　　　陈晓霞/上海市肺科医院

　　　　　周鑫莉/复旦大学附属华山医院

参赛选手：张京京/天津市胸科医院

　　　　　马淑香/河南省肿瘤医院

　　　　　聂亮琴/中国科学院大学宁波华美医院

　　　　　刘书斌/江西省赣州市人民医院

　　　　　王　茜/青岛大学附属妇女儿童医院

　　　　　杨　雪/天津医科大学总医院

　　　　　田　田/安徽省肿瘤医院

　　　　　夏　阳/兰州市第一人民医院

　　　　　张　洁/上海交通大学附属第六人民医院临港院区

晋级选手：田　田/安徽省肿瘤医院

　　　　　夏　阳/兰州市第一人民医院

　　　　　王　茜/青岛大学附属妇女儿童医院

刘书斌/江西省赣州市人民医院(因故退出半决赛)

初赛　第二场(肠癌组)

时　　间：2022年7月10日

评　　委：马学真/青岛市中心医院

　　　　　饶创宙/中国科学院大学宁波华美医院

　　　　　阎　皓/天津市人民医院

　　　　　李红玲/甘肃省人民医院

　　　　　姜　虹/同济大学附属同济医院

　　　　　唐　求/武汉市中心医院

　　　　　岳　麓/青岛市立医院

参赛选手：赵　静/河南省肿瘤医院

　　　　　张同松/青岛大学附属青岛中心医院

　　　　　盖　凯/青岛市市立医院

　　　　　王　奕/中国科学院大学宁波华美医院

　　　　　王　凡/上海交通大学医学院附属第一人民医院

　　　　　刘全东/天津市人民医院

　　　　　党春艳/甘肃省人民医院

　　　　　吴　婧/江苏省人民医院

　　　　　张兰林/同济大学附属同济医院

晋级选手：吴　婧/江苏省人民医院

　　　　　王　凡/上海交通大学医学院附属第一人民医院

　　　　　党春艳/甘肃省人民医院

　　　　　王　奕/中国科学院大学宁波华美医院

初赛　第三场(乳腺癌1组)

时　　间：2022年7月24日

评　　委：曹苏生/徐州市中心医院

　　　　　葛　睿/复旦大学附属华东医院

　　　　　　　胡作为/武汉市中西医结合医院
　　　　　　　李恒宇/海军军医大学附属长海医院
　　　　　　　钱晓萍/南京大学医学院附属鼓楼医院
　　　　　　　孙　涛/辽宁省肿瘤医院
　　　　　　　吴小红/江南大学附属医院
参赛选手：张　亮/辽宁省肿瘤医院
　　　　　　　蔡仕彬/丽水市中心医院
　　　　　　　肖　柳/武汉市中西医结合医院
　　　　　　　吴凯男/海军军医大学附属长海医院
　　　　　　　沙慧子/南京大学医学院附属鼓楼医院
　　　　　　　王　培/徐州市中心医院
　　　　　　　张恋茹/南京大学医学院附属鼓楼医院
　　　　　　　马　也/苏州市立医院
　　　　　　　钱可扬/江南大学附属医院
晋级选手：沙慧子/南京大学医学院附属鼓楼医院
　　　　　　　张恋茹/南京大学医学院附属鼓楼医院
　　　　　　　张　亮/辽宁省肿瘤医院
　　　　　　　钱可扬/江南大学附属医院

初赛　第四场(综合 1 组)

时　　间：2022 年 7 月 31 日
评　　委：何志勇/福建省肿瘤医院
　　　　　　　蒿艳蓉/广西壮族自治区人民医院
　　　　　　　李祥攀/武汉大学人民医院
　　　　　　　蒋红良/绍兴二院
　　　　　　　梁晓华/复旦大学附属华山医院
　　　　　　　张俊萍/山西白求恩医院
　　　　　　　周鑫莉/复旦大学附属华山医院
参赛选手：李瑞斌/武汉大学人民医院

　　　　　　刘雪妮/丽水市人民医院

　　　　　　姜　岩/天津市胸科医院

　　　　　　李心瑶/中国医科大学附属第一医院

　　　　　　杨　姣/广西壮族自治区人民医院

　　　　　　王露方/安徽省立医院

　　　　　　段雅男/青岛市市立医院

　　　　　　路鹏霏/新疆医科大学第一附属医院

　　　　　　戴隆妹/三明市第二医院

晋级选手：李心瑶/中国医科大学附属第一医院

　　　　　　杨　姣/广西壮族自治区人民医院

　　　　　　姜　岩/天津市胸科医院

　　　　　　王露方/安徽省立医院(退出半决赛)

初赛　第五场(肺癌2组)

时　　间：2022年8月14日

评　　委：梁晓华/复旦大学附属华山医院

　　　　　　凌　扬/常州市肿瘤医院

　　　　　　钱　军/江苏省中医院

　　　　　　杨　哲/山东省立医院

　　　　　　詹　琼/复旦大学附属华山医院

　　　　　　张燕捷/上海交通大学医学院附属第九人民医院

　　　　　　赵　军/长治市人民医院

参赛选手：周凤格/山东第一医科大学附属省立医院

　　　　　　武　玲/山西白求恩医院

　　　　　　汤娟娟/徐州医科大学附属医院

　　　　　　王　卉/长治市人民医院

　　　　　　徐世圣/青岛市市立医院

　　　　　　李　岚/武汉大学人民医院

　　　　　　陈　钦/天津市胸科医院

徐　菲/青岛市市立医院

傅　聪/常州市肿瘤医院

晋级选手：傅　聪/常州市肿瘤医院

王　卉/长治市人民医院

武　玲/山西白求恩医院

李　岚/武汉大学人民医院

初赛　第六场（乳腺癌 2 组）

时　　间：2022 年 8 月 21 日

评　　委：梁晓华/复旦大学附属华山医院

陈声池/福建省南平市第一医院

董春燕/上海市东方医院

冀学宁/大连大学附属中山医院

刘超英/无锡市人民医院

马金利/复旦大学附属肿瘤医院

涂水平/上海交通大学医学院附属仁济医院

参赛选手：娄　芮/江南大学附属医院

朱倩男/江苏省人民医院

丁鹏鹏/胜利油田中心医院

范兴超/平顶山市第一人民医院

高　珊/广西壮族自治区人民医院

雷　雯/厦门大学附属第一医院

李　欢/辽宁省肿瘤医院

张　健/深圳市罗湖区人民医院

刘　璐/青岛市市立医院

晋级选手：李　欢/辽宁省肿瘤医院

张　健/深圳市罗湖区人民医院

高　珊/广西壮族自治区人民医院

初赛　第七场(胃癌组)

时　　间：2022 年 8 月 28 日(上午)

评　　委：高　勇/同济大学附属东方医院

　　　　　李大鹏/苏州大学附属第一医院

　　　　　刘　锐/天津市肿瘤医院

　　　　　熊　峰/苏州大学附属第一医院

　　　　　杨　磊/南通市肿瘤医院

　　　　　郑磊贞/上海交通大学医学院附属新华医院

　　　　　朱晓东/复旦大学附属肿瘤医院

参赛选手：殷隽逸/同济大学附属同济医院

　　　　　陈　岩/东南大学附属中大医院

　　　　　高孝家/武汉市中心医院

　　　　　杨　菊/南京大学医学院附属鼓楼医院

　　　　　赫云端/河南省肿瘤医院

　　　　　罗幼君/复旦大学附属华山医院

晋级选手：杨　菊/南京大学医学院附属鼓楼医院

　　　　　罗幼君/复旦大学附属华山医院

初赛　第八场(综合 2 组)

时　　间：2022 年 8 月 28 日(下午)

评　　委：陈卫东/山东省济宁市第一人民医院

　　　　　韩　光/湖北省肿瘤医院

　　　　　梁晓华/复旦大学附属华山医院

　　　　　屈　涛/中国医学科学院肿瘤医院

　　　　　姚　煜/西安交通大学第一附属医院

　　　　　周鑫莉/复旦大学附属华山医院

　　　　　朱　巍/包头市中心医院

参赛选手：陶慧敏/苏州大学附属第一医院

　　　　　孙　超/陕西省人民医院

　　　　　　霍庚崴/山东省济宁市第一人民医院
　　　　　　贾国华/武汉大学人民医院
　　　　　　肖　平/天津医科大学总医院
　　　　　　缪　达/绍兴第二医院
　　　　　　闫佳丽/包头市中心医院
晋级选手：闫佳丽/包头市中心医院
　　　　　　孙　超/陕西省人民医院
　　　　　　肖　平/天津医科大学总医院

半决赛　第一场

时　　间：2022 年 9 月 18 日
评　　委：梁晓华/复旦大学附属华山医院
　　　　　　林　峰/上海市第八人民医院
　　　　　　吴向华/复旦大学附属肿瘤医院
　　　　　　岳　麓/青岛市市立医院
　　　　　　钟殿胜/天津医科大学总医院
　　　　　　周鑫莉/复旦大学附属华山医院
　　　　　　朱陵君/江苏省人民医院
参赛选手：杨　姣/广西壮族自治区人民医院
　　　　　　王　茜/青岛大学附属妇女儿童医院
　　　　　　肖　平/天津医科大学总医院
　　　　　　钱可扬/江南大学附属医院
　　　　　　张　亮/辽宁省肿瘤医院
　　　　　　吴　婧/江苏省人民医院
　　　　　　沙慧子/南京大学医学院附属鼓楼医院
　　　　　　王　奕/中国科学院大学宁波华美医院
　　　　　　田　田/安徽省肿瘤医院
晋级选手：吴　婧/江苏省人民医院
　　　　　　王　奕/中国科学院大学宁波华美医院

　　　　　杨　姣/广西壮族自治区人民医院

　　　　　肖　平/天津医科大学总医院（因故退出决赛）

半决赛　第二场

时　　间：2022 年 9 月 25 日

评　　委：梁晓华/复旦大学附属华山医院

　　　　　储天晴/上海交通大学附属胸科医院

　　　　　洪群英/复旦大学附属中山医院

　　　　　沈　赞/上海交通大学附属第六人民医院

　　　　　谢贤和/福建医科大学附属第一医院

　　　　　詹　琼/复旦大学附属华山医院

　　　　　张　涛/重庆医科大学附属第一医院

参赛选手：闫佳丽/包头市中心医院

　　　　　李心瑶/中国医科大学附属第一医院

　　　　　党春艳/甘肃省人民医院

　　　　　张恋茹/南京大学医学院附属鼓楼医院

　　　　　夏　阳/兰州市第一人民医院

　　　　　高　珊/广西壮族自治区人民医院

　　　　　姜　岩/天津市胸科医院

　　　　　武　玲/山西白求恩医院

　　　　　张　健/深圳市罗湖区人民医院

晋级选手：张　健/深圳市罗湖区人民医院

　　　　　高　珊/广西壮族自治区人民医院

　　　　　武　玲/山西白求恩医院

　　　　　闫佳丽/包头市中心医院（因故退出决赛）

半决赛　第三场

时　　间：2022 年 9 月 25 日

评　　委：梁晓华/复旦大学附属华山医院

饶创宙/中国科学院大学附属宁波华美医院

李云海/复旦大学附属肿瘤医院闵行分院

余　锋/南昌大学第一附属医院

刘彩霞/内蒙古医科大学附属医院

吴　涛/大连医科大学附属第二医院

吴红波/河南省肿瘤医院

参赛选手：杨　菊/南京大学医学院附属鼓楼医院

王　凡/上海交通大学医学院附属第一人民医院

李　岚/武汉大学人民医院

孙　超/陕西省人民医院

傅　聪/常州市肿瘤医院

罗幼君/复旦大学附属华山医院

王　卉/长治市人民医院

李　欢/辽宁省肿瘤医院

晋级选手：孙　超/陕西省人民医院

杨　菊/南京大学医学院附属鼓楼医院

李　欢/辽宁省肿瘤医院

总决赛

时　　间：2022 年 10 月 22 日

评　　委：梁晓华/复旦大学附属华山医院

何志勇/福建省肿瘤医院

周鑫莉/复旦大学附属华山医院

许　青/同济大学附属第十人民医院

沈　波/江苏省肿瘤医院

姚　煜/西安交通大学第一附属医院

王碧芸/复旦大学附属肿瘤医院

王理伟/上海交通大学医学院附属仁济医院

李　琦/上海交通大学医学院附属第一人民医院

参赛选手：高　珊/广西壮族自治区人民医院

　　　　　孙　超/陕西省人民医院

　　　　　吴　婧/江苏省人民医院

　　　　　路鹏霏/新疆医科大学第一附属医院(替补进入决赛)

　　　　　张　健/深圳市罗湖区人民医院

　　　　　王　奕/中国科学院大学宁波华美医院

　　　　　杨　菊/南京大学医学院附属鼓楼医院

　　　　　杨　姣/广西壮族自治区人民医院

　　　　　李　欢/辽宁省肿瘤医院

　　　　　武　玲/山西白求恩医院

2022 年"星领航"肿瘤病例演讲
全国大奖赛总决赛获奖名单

一等奖

高　珊/广西壮族自治区人民医院

二等奖

张　健/深圳市罗湖区人民医院

杨　姣/广西壮族自治区人民医院

三等奖

杨　菊/南京大学医学院附属鼓楼医院

孙　超/陕西省人民医院

王　奕/中国科学院大学宁波华美医院

优胜奖

路鹏霏/新疆医科大学第一附属医院

李　欢/辽宁省肿瘤医院

吴　婧/江苏省人民医院

武　玲/山西白求恩医院

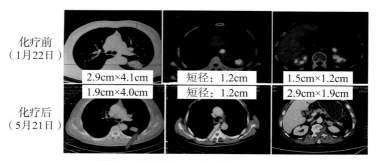

彩图 1　化疗前后影像学表现(2019)

化疗前:影像学检查见左肺下叶恶性肿瘤可能,伴纵隔淋巴结转移、双侧肾上腺转移。化疗后:CT复查见左肺下叶病灶缩小,纵隔淋巴结稳定,肾上腺病灶增大。

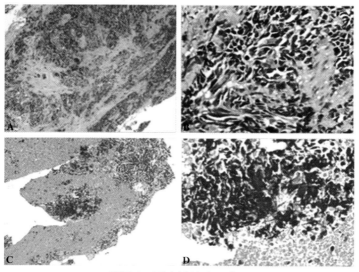

彩图 2　再次活检病理表现

诊断为小细胞肺癌。A、B.左肺下叶基底段活检,HE 染色;C、D.7 区淋巴结活检,HE 染色。A、C.200×;B、D.400×。

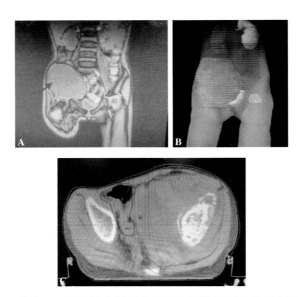

彩图 3　盆腔 MRI 影像见右侧髂窝区巨大团块及异常信号(A)和放疗靶区(B、C)

图书在版编目(CIP)数据

转移性肿瘤病例诊疗解析/梁晓华,詹琼主编. —上海:复旦大学出版社,2023.12
ISBN 978-7-309-17155-6

Ⅰ.①转… Ⅱ.①梁…②詹… Ⅲ.①肿瘤转移-诊疗 Ⅳ.①R73-37

中国国家版本馆 CIP 数据核字(2023)第 231515 号

转移性肿瘤病例诊疗解析
梁晓华   詹 琼   主编
责任编辑/肖   芬

复旦大学出版社有限公司出版发行
上海市国权路 579 号   邮编:200433
网址:fupnet@ fudanpress. com   http://www. fudanpress. com
门市零售:86-21-65102580   团体订购:86-21-65104505
出版部电话:86-21-65642845
上海丽佳制版印刷有限公司

开本 890 毫米×1240 毫米   1/32   印张 7.25   字数 145 千字
2023 年 12 月第 1 版
2023 年 12 月第 1 版第 1 次印刷
印数 1—4 100

ISBN 978-7-309-17155-6/R · 2061
定价:65.00 元